日系经典·超声入门书系

乳腺超声入门

COMPACT ATLAS OF BREAST

中文翻译版·原书修订版

著　者　〔日〕佐久间浩
总 主 译　杨天斗　《中国超声医学杂志》编辑部　主任
总 译 审　张缙熙　北京协和医院超声科　主任医师　教授
主　译　赵　晖　北京东方医院功能检查科　主任医师　教授

U0221851

科学出版社
北京

图字：01-2017-8534

内 容 简 介

　　本书是《日系经典·超声入门书系》之一。这套图书近年来在日本一直畅销，深受超声诊断入门读者和初级临床医师的喜爱。鉴于乳腺超声检查的特殊性，特将乳腺超声内容单独编著成册。全书共6章，分别为乳腺超声检查基础、正常乳房超声检查、良性疾病超声检查、恶性肿瘤超声检查、淋巴结的超声检查和超声引导下穿刺抽吸细胞学检查。书中配有大量简明易懂的示意图和病例图，讲解贴近临床，非常实用。本书篇幅短小精准，描述细致、规范、严谨，文字简练易懂，非常适合初学者学习和掌握，是初学者必备的参考书。

NYUUBOU ATLAS KAITEIBAN
© HIROSHI SAKUMA 2004
Originally published in Japan in 2004 by VECTOR CORE Inc.
Chinese (Simplified Character only) translation rights arranged with VECTER CORE Inc. through TOHAN CORPORATION, TOKYO.

图书在版编目（CIP）数据

　乳腺超声入门：原书修订版／（日）佐久间浩著；赵晖主译 . —— 北京：科学出版社，2018.6
　（日系经典 . 超声入门书系）
　ISBN 978-7-03-057586-9

　Ⅰ . ①乳… 　Ⅱ . ①佐… ②赵… 　Ⅲ . ①乳房疾病—超声波诊断　Ⅳ . ① R655.804

中国版本图书馆 CIP 数据核字（2018）第 111336 号

策划编辑：郭 威 郭 颖 ／ 责任校对：郭瑞芝
责任印制：赵 博 ／ 封面设计：龙 岩

科 学 出 版 社 出版

北京东黄城根北街 16 号
邮政编码：100717
http://www.sciencep.com

北京九天鸿程印刷有限责任公司 印刷
科学出版社发行　各地新华书店经销

＊

2018 年 6 月第 一 版　开本：787×1092　1/32
2022 年 6 月第四次印刷　印张：6
字数：128 000

定价：30.00 元
（如有印装质量问题，我社负责调换）

在我国，超声检查结果已成为各级医院临床科室在疾病诊断时不可缺少的重要依据。目前，超声检查已普及到了县、乡、镇基层医院，甚至卫生所或相应的保健单位。因此，每年都会有大量医学院校毕业生开始从事这项工作，再加上往年已步入超声工作的初级医务人员，其数量是相当可观的。为适应不断发展的超声工作需求，这些初级超声医师都在不停地学习，并在临床实践中不断积累经验。在校学习和在工作中学习的方法有较大差异。前者多偏重于系统知识的学习，与临床工作结合不紧密；后者需要在掌握初级知识后，结合具体病例进行分析。许多刚上岗的初级超声医师，在检查中经常会遇到一些疑难问题而感到困惑，此时非常希望有本实用且携带方便的超声检查入门指导书，可以随时翻阅，以解决困惑。因此，我们把近20年来在日本一直畅销的一套入门必备参考书（共6本）全部译出，希望本套书的出版可以帮助初级超声医师度过入门阶段。

本丛书的译者，均是从事超声工作多年并在相关领域有着丰富经验的专家。他们在繁忙的临床、社会工作之余，克服了种种困难，在保证译文质量的前提下，按时完成了各自承担的任务，借此表示衷心感谢。

由于水平有限，译文难免存在不足之处，敬请同仁指教。

《中国超声医学杂志》编辑部　主任

杨天斗

修订版前言

本书的第1版问世已经11年了。在此期间乳腺、甲状腺疾病的诊断、治疗都取得了明显的进步。笔者深深地感到对超声检查医师的要求也越来越高了。笔者发现仅超声检查乳腺的内容就已远超出该书5年前的版本了，因此，本次修订便舍去了甲状腺部分，仅以全新的乳腺图集形式单独成册。

近年来，乳腺癌患者人数逐年增多，在日本现已居女性癌症患者首位。尽管乳腺癌是比较容易治疗的癌症，但是在现实生活中其死亡人数要比死于交通事故的人数还多。最重要的原因是早期发现率仍然偏低，因此，笔者想借助本书使更多的人对这一事实有进一步的认识。

正如参加学术活动和报告交流一样，若发言者语言表达水平不高，即使内容再好，也难使听众更多受益。同样，这本书如何能引起读者的兴趣，也是笔者在编写中始终考虑的。不管怎么说，只要读者读这本书后觉得容易理解，方便使用，这就意味着编写该书是有意义的了。

笔者从事超声工作虽已超过25年，但仍在不停地向日本乳腺专科医师求教着。借此机会，再向给过我很大帮助的癌症研究会附属医院乳腺外科部长霞富士雄先生、癌症研究会癌症研究所乳腺病理部部长坂元吾伟先生深致谢意。

佐久间浩

　　在超声诊断中，随着高频超声的应用，乳腺、甲状腺的检查有可能成了精确度最高的领域。1990年后，超声实时检查在该领域广泛而及时地应用，已是共知的事实，同时，日本乳腺癌的发病率明显增高一事也已深被关注。由于触诊诊断乳腺癌的准确性较差，人们很自然地将目光转向了超声检查。因此，从事乳腺、甲状腺超声检查医师的数量也已明显增多。

　　影像学诊断、理论与数字化关系密不可分，在其他的领域也是这样。所以本书以超声检查的图像为主，尽量少用文字叙述。而在选用图像时，又把重点放在图像的结构上，这一考虑始终作为本书的出发点。要想提高检查的准确性，不能只着眼于被查的对象，还与检查者的经验有密切的关系，因此笔者希望本书也能在这一环节上起到桥梁作用。

　　该书是在癌症研究会附属医院超声室积累经验的基础上，承蒙该院同仁大力协助完成的。在此谨对平时给予指导的癌症研究会附属医院乳腺外科部长霞富士雄、放射科的山田惠子深致谢意。

佐久间浩

2 目录

第1章

乳腺超声检查基础

1
Chapter

一、超声检查的特点

（1）超声检查前不需要特殊准备，检查方便，必要时可随时进行检查。

（2）检查时患者无痛苦。超声检查没有放射性损伤问题，一般检查也不需要使用造影剂。

（3）与X线检查相比，患者没有乳房受压的不舒服感觉，也不会产生像进入X线检查室那样狭小暗环境及较大噪声引起的精神紧张。

（4）不受骨骼、气体的影响，容易得到优质的软组织图像。

（5）使用高频探头，可得到浅层器官的优质图像。

（6）由于多切面、多方向、实时扫查，可观察到病变的立体结构，尤其适用于观察乳腺导管及血管等管腔结构的连续性。

（7）可观察到沉淀物的移动性。

（8）在穿刺过程中可实时观察针尖位置。

（9）由于仪器的小型化，可以在检查室以外的病房及门诊进行检查，也可以跟随检查车出诊检查。

二、检查医师的心理准备

1. 对检查者的基本要求

（1）避免引起患者不舒服和情绪不安。

（2）注意检查所见与记录报告并不完全相同。

（3）发现一个病变后不要忽视进一步检查。

2. 检查医师的心理准备

（1）大多数患者对自己的病情会感到不安，通常比我们想象的要严重，尤其是乳房与其他部位不同。毫不夸张地说，大部分人怀疑自己患了乳腺癌，医师要避免使用增加患者不安的言行，与同事的交流也要十分注意。

（2）引起患者紧张的一个原因是较凉的耦合剂。最好在检查前将耦合剂适当加温，但多数仪器没有加温功能。当然还应该避免引起患者不舒服的言行。特别是男性检查人员应该意识到患者是女性，因此要用合适的态度进行检查。

（3）检查的目的是发现病变及判断病变的性质，而填写记录报告是向他人传达诊断信息，两者不应混淆，绝对不能在检查前就填写记录报告。

（4）如果发现一个病变就认为完成了检查任务，这样便容易在后面的检查中变得草率。有时病变并不限于一处，必须在整个检查过程中都要认真、细致。

三、检查仪器的准备

1. 超声仪器的分类

（1）目前还没有检查体表器官的专用超声仪器。一般检查浅表器官是将高频探头接在腹部或综合超声诊断仪上使用。

（2）探头有两种，一种是电子线阵探头，另一种是机械扇形扫查探头。

（3）机械扇形扫查探头（环阵探头），是将压电晶片呈同心圆的方式排列，扫查方式属于机械扇形扫查。

（4）使用频率主要为7.5～12.0 MHz，从理论上讲,高频探头可增加图像的分辨率，但却降低了扫查的深度。

（5）检查时希望使用扫描幅度比较宽的探头，其宽度以5cm 较为合适。

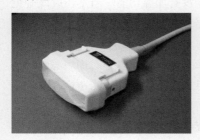
电子线阵式

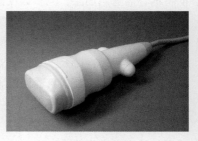
机械扇形扫查式（环阵）

近年来配有彩色多普勒、能量多普勒的诊断设备已用于临床，这些与常规超声检查不同，也就是说，相对于B型超声图像为形态学检查而言，多普勒法则是一种功能检查，因此对组织形态的诊断，B型超声图像仍非常重要，本书也是以黑白图像为基础叙述的。

2. 连接器的必要性

近年来的探头都没有自备的连接器，多是探头与皮肤直接接触（直接法）。理由是超声对浅层结构有良好的分辨率，但是在实际工作中有许多病例需要连接器。一些皮肤有改变的病例，例如皮下的病变及突向皮肤的肿瘤等，由于直接法不能清晰显示病变，常常得不到满意的超声图像。

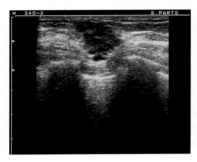

电子线阵探头（直接法）

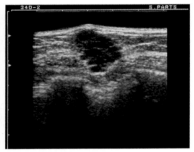

电子线阵探头（使用连接器）

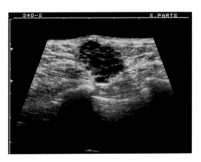

环阵探头

四、扫查方法

1. 扫查步骤

以下是供参考的扫查步骤。

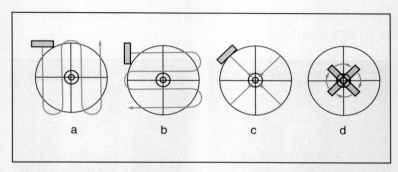

乳腺扫查方法举例

但是，在笔者本人的实际检查中，并不是完全按照上述检查步骤进行的，只要能够全面检查到整个乳房就可以了。

 在腹部超声检查时，为了检查肝胆胰脾肾等多个器官，虽然规定了检查步骤，但是，比如检查肾时，仅用规定的检查步骤是难以全面观察的。

2. 扫查中注意事项

（1）为了能全面扫查乳房，探头要在同一部位反复扫查。

（2）扫查最容易出现遗漏的部位是乳腺的外缘及乳头的下方。在检查结束前要再一次确认这些部位是否确实已经检查过。

（3）要特别注意，探头与皮肤垂直时检查效果最好，但习惯了腹部检查的医师往往有探头倾斜的习惯，要特别注意。

（4）探头左右倾斜容易获得需要的图像，但探头倾斜时不容易获得良好的图像，检查者自己都不容易察觉。胸大肌和肋骨等深部结构清晰程度是判断图像良好的一个参考指标。

（5）检查所需要的时间，在筛查时，两侧乳房一般需要3～5 min。

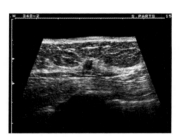

良好的图像

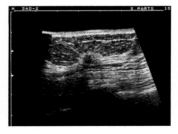

左右倾斜的图像

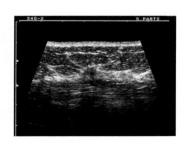

探头横放的图像

五、图像的表示方法

1.乳房超声切面图像的表示方法

（1）为了统一检查标准，在日本，乳房超声图像的描述是用日本超声波医学会制订的方法为准。

（2）横切面图（水平面），图像的右侧为患者的左侧，图像的左侧为患者的右侧。检查方向是由下向上。

（3）纵切面图（矢状面），图像的左侧为患者的上方，图像的右侧为患者的下方。检查方向是由右向左。

（4）斜切面图像的表示方法与横切面相同。

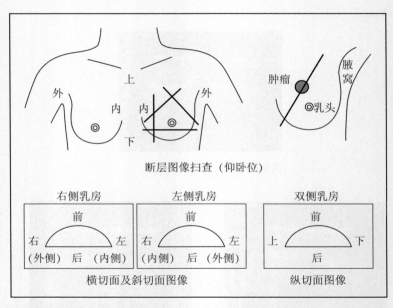

断层图像扫查（仰卧位）

乳房超声切面图的表示方法

2. 病变位置的记录

（1）首先，明确记录左右侧。

（2）按下列方法划分乳房。

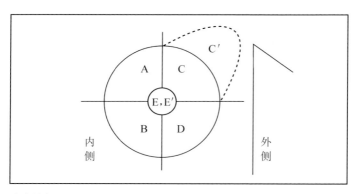

病变的部位

A.内上部；B.内下部；C.外上部；D.外下部；C '.腋窝部；E.乳晕部
E '.乳头部

（3）下图为乳房的时钟表示法。

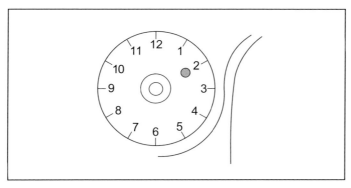

病变部位的时钟表示法　图中所示病变位于2点处

3. 乳头肿瘤间距

乳头的中央至肿瘤的距离称为乳头肿瘤间距（NT）。

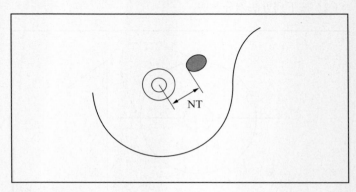

乳头肿瘤间距

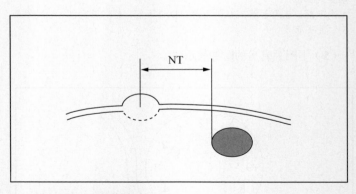

声图像中乳头肿瘤间距的测量

4. 肿瘤大小的记录

在肿瘤的低回声区域测量肿瘤的大小，用测量立体的3个径线表示。也就是在肿瘤的最大切面测量横（纵）径，与最大切面的垂直的切面测量纵径（横）及厚度（高度），以纵×横×高度表示。

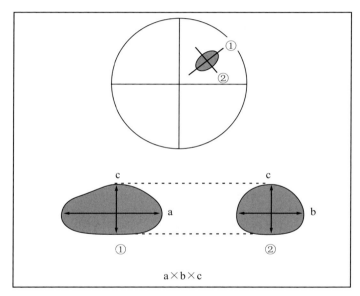

肿瘤大小的表示方法

肿瘤周边常伴有强回声，由于该部位的强回声也是癌组织（脂肪浸润灶）造成的，在测量肿瘤大小时应将其包括在内。这时由于周边强回声不清晰，测量容易出现误差。所以必须测量到低回声部分以减少误差。

六、乳房肿瘤的表现与描述用语

1. 乳房超声诊断标准

在日本，描述乳房肿瘤用语以日本超声波医学会1989 年的规定为准。

肿瘤　　所见	形状	边缘	周边回声(像)	内部回声(像)	后方回声(像)	外侧声影	纵横比
良性	规则	光滑	无规则的线状	无纤细均匀	增强不变	明显	小
恶性	不规则	不光滑	不规则的带状	粗乱不均匀	减弱消失	无	大

随着超声诊断乳房水平的不断提高，上表已难以全面反映乳腺肿瘤的特点。另外，由于对各种乳房疾病诊断经验的增多，也不能仅仅依靠上表判断肿瘤的良、恶性。

本书中，凡与诊断相关联的描述均用最常用的共识术语进行表达。

2. 决定回声高低的因素

了解回声高低的决定因素对理解超声图像是非常重要的。现做如下说明。

（1）超声诊断仪器发出的声波束在遇到反射体时，返回的信号被转换为光信号。也就是说，它的反射体不均匀的时候成为高回声，反射体均匀的时候成为低回声。

（2）在引起回声反射的场所，虽然"声阻抗（密度×声速）是有差别的"，当声束进入到适合的组织里，"在通常的HE染色时着色不同组织的情况下"，也没有问题。

（3）因此，在扫查组织的时候，如果通过什么样组织都是一样的话，在那里则成为低回声（A）。若是不均匀组织，即使是很小的地方组合在一起时，和它的形态也没有关系，则成为高回声（B）。

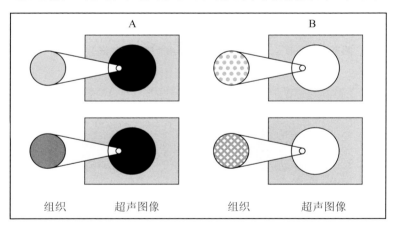

决定回声水平的因素

以上说明的关系，只见于超声束在肿瘤内能够达到的地方，对于像硬癌等后方回声减弱的肿瘤，就很难说它的内部回声反映了它的组织结构。

3. 形状

（1）观察肿瘤整体的外形。

（2）表现为圆形或椭圆形、多结节形（分叶形）、多角形及不规则形。

（3）多结节形（分叶形）表现为"弧形"，多角形表现为"棱角"，同时也可表现为既有"弧形"也有"棱角"，这种情况可理解为不规则形。

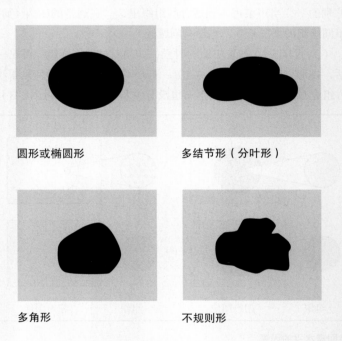

圆形或椭圆形   多结节形（分叶形）

多角形   不规则形

4. 纵横比（depth width ratio，D/W）

（1）纵横比是描述肿瘤形状的一个客观指标。

（2）纵横比为肿瘤最大切面的纵径除以横径。

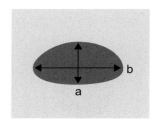

D/W=a/b

纵横比的立体说明：

（1）最大切面的纵横比与垂直切面的纵横比相等时为a图形状。

（2）最大切面的纵横比与垂直断面的纵横比不同时为b图形状。

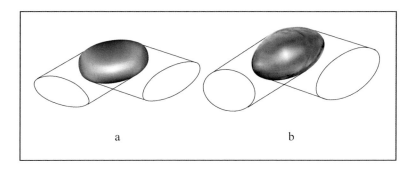

5. 肿瘤边界（boundary zone）

（1）肿瘤的轮廓可以清楚显示的为边界清晰，肿瘤的轮廓不能清楚显示的为边界不清晰。

（2）肿瘤与正常组织的分界部为肿瘤边缘，可用"光滑""粗糙"来描述。

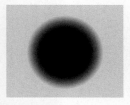 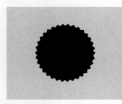 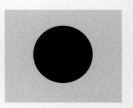

边界不清晰　　　　　边界清晰，边缘粗糙　　　　边界清晰，边缘光滑

肿瘤边界强回声图像：

（1）"不规则带状的边缘回声"被认为是肿瘤向周围组织浸润的表现。

（2）发生原理为细小的肿瘤灶浸入脂肪组织所致。

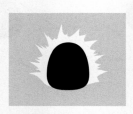

边界部强回声图像

6. 肿瘤内部回声（internal echoes）

（1）内部回声是从肿瘤内部返回的声束。

（2）内部回声用均匀程度及回声水平两方面进行评价。

① 均匀性：可表现为均匀和不均匀。

内部回声均匀

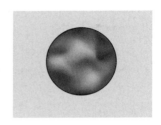

内部回声不均匀

② 回声水平：表现为无回声、低回声、等回声及强回声。

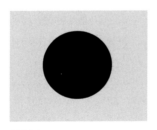

无回声

低回声

等回声

强回声

7. 钙化（calcification）

（1）乳腺癌经常伴有细小钙化灶，大小100～500 μm。

（2）超声图像表现为点状强回声，通常不伴有声影。超声检查发现钙化灶后要按照以下两点进行评价。

    ① 由于是切面图，若在一幅图像发现钙化灶，仅表明是有钙化灶肿瘤的一部分。

    ② 诊断仪器将构成图像的各种因素放大后再进行观察。

（3）纤维腺瘤等良性疾病的钙化灶多比较粗大，同时伴有声影。

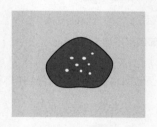

乳腺癌的细小钙化灶

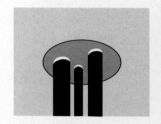

纤维腺瘤的粗大钙化灶

    超声图像显示的细小钙化灶与X线不同，很难评价钙化灶的大小与形状。

    多大的钙化灶为粗大的钙化灶？很难确定。笔者认为可用一种模糊的定义表达，即在超声图像上伴有声影的钙化灶为粗大钙化灶。

8. 声影表现

◆ **后方回声**（posterior echoes）

（1）后方回声是肿瘤后方回声的总称，为肿瘤后方回声与相同深度的周围组织回声水平进行比较。

（2）可以间接得到肿瘤内部的组织特征。

（3）肿瘤组织比周边组织透声性好，则表现为肿瘤后方回声增强；若比周边组织透声性差，则后方回声衰减。

（4）后方回声增强的肿瘤，其内部回声较为均匀，或者为含有不均匀的液体或黏液等透声性非常好的物质。

（5）后方回声衰减的肿瘤，可能是肿瘤内含有多种成分的结缔组织结构。

（6）由于后方回声受超声束通过组织距离的影响，所以肿瘤厚度不同后方回声水平也不同。

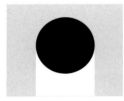 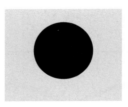 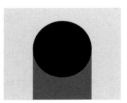

后方回声增强　　　　　后方回声不变　　　　　后方回声衰减

◆ **外侧声影**（lateral shadow，S）

（1）肿瘤外侧后方的声影称为外侧声影。

（2）肿瘤边缘光滑时，超声束发生折射，使这部分产生超声波缺损。

9. 乳腺前方边界回声中断

（1）乳腺组织与皮肤组织之间的边界为乳腺前边界。

（2）肿瘤突破乳腺前边界，向皮下脂肪组织突出称为乳腺前方边界中断。

（3）肿瘤似乎从乳腺向外突出，但只要有很薄的乳腺组织覆盖着肿瘤，就不能被称为乳腺前边界中断。

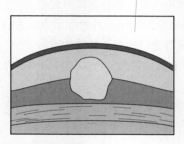

乳腺前方边界中断

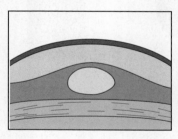

前方边界没有中断

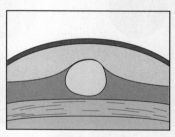

前方边界没有中断

10. 肿块与肿瘤

（1）注意：肿块（mass）与肿瘤（tumor）不能混淆。

（2）没有形成块状的结构称为肿块，囊肿不是肿瘤而是肿块。

（3）乳腺导管内的隆起性病变（乳头状病变）是肿瘤，而不是肿块。

（4）对于囊肿内肿瘤，囊肿是肿块，而囊内突起性病变是肿瘤，若笼统地说成囊肿内肿块是错误的。

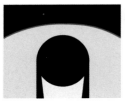
囊肿

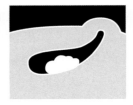
导管内病变

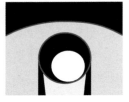
囊肿内肿瘤

七、检查报告

1. 检查报告的格式

（1）报告的格式因书写方式而异。近年来由于使用了电子病历，多为通用的表格样式。

（2）不管哪种样式，重要的是应将检查结果填写得简洁、明了，所表达的内容其他医师也能明白。

2. 检查报告的书写

（1）患者的一般情况：该栏由申请检查的医师填写。包括病历号、科室、患者姓名、年龄、性别及申请医师签名等。

（2）临床所见及检查目的：由申请医师填写，提供检查所需要的临床资料。

（3）超声检查所见、诊断及建议：由检查医师书写。应简单、明了地记录检查所得到的信息，尽量使用超声规范用语，少使用缩略语。

（4）根据超声检查做出疾病诊断。必要时提出相关检查及治疗方案的建议。

（5）署名。为了对检查结果负责，检查医师必须签名并写明日期。

3. 检查医师填写报告内容举例

检查报告必须包括以下5个项目

有无异常发现（有或没有）
病变的位置（在哪里有异常）
病变的大小（病变的最大径）
可能的诊断（考虑什么病）
提出是否需要后续检查

超声检查报告	
超声所见	
右	左
异常所见　　无 · 有	异常所见　　无 · 有
	检查者

超声诊断	判断
右：	A. 无异常
	B. 定期观察
左：	C. 进一步检查
	诊断医师

书写报告时千万不要忘记签名和填写检查日期。

八、乳腺癌的检查

1. 考虑有乳腺癌的诊断

（1）通过望诊、触诊怀疑有异常情况时，才去进行乳房X线摄片和超声的检查是不够的。

（2）在望诊、触诊的同时广泛采取乳房X线摄片，这在发现钙化灶方面是较好的方法，但是在显示肿瘤上差一些。虽然乳腺癌多发生在40岁以上的妇女，由于此年龄段乳腺结构比较密集，因此与高龄者相比肿瘤更不易显示出来。

（3）伴有钙化灶的乳腺癌多为非浸润性乳管癌，为了挽救生命，若发现浸润现象便可考虑为乳腺癌。

（4）在日本，每年约35 000人罹患乳腺癌，其中约10 000人死于该病。乳腺癌直径不超过2cm者，其10年生存率约在90%；若发现时乳腺癌直径不到2cm，便进行治疗则死亡者可减少到3500人，即6500人被挽回了生命。

（5）为早期发现乳腺癌，首先应普及有效的自我检查方法，其次是高质量的超声检查。

笔者的个人意见

① 自我检查应1个月1次。

② 超声检查应1年1次。

③ 乳房X线摄影检查应3年1次。

2. 乳腺癌的超声普查

（1）使用实时超声诊断设备。

（2）一位医师每日检查人数不应超过50人。

（3）进一步检查率应不超过5%。

（4）囊肿及伴有粗大的钙化灶、小于5 mm且已明确不是乳腺癌的肿瘤，短期内不需要进一步检查。

（5）尽量避免轻易使用乳腺症这样的病名（参照第47页）。

（6）乳腺癌的检出率在0.5%以上。

九、诊断程序

1. 乳腺疾病的超声诊断程序

（1）乳腺疾病的超声图像大体上分为肿瘤性病变、弥漫性病变及导管内病变。肿瘤又分为局限性肿瘤、中间型肿瘤及浸润性肿瘤。

（2）这种分类虽然使诊断比较容易，但不能鉴别肿瘤的良性或恶性。事实上要判断乳腺肿瘤的性质是很困难的。

（3）看到图像后，不要急于鉴别良性或恶性，要在完整观察病变后，再慎重地做出组织学推断。

（4）待组织学推断后肿瘤的良性或恶性就会自然地清楚了。

乳腺疾病的超声诊断程序

良性、恶性的判断

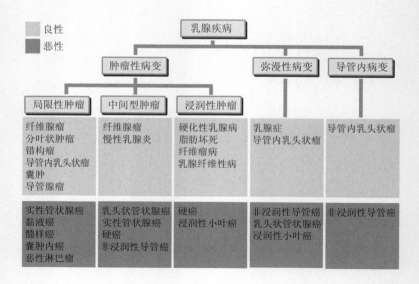

乳腺疾病的形态分类

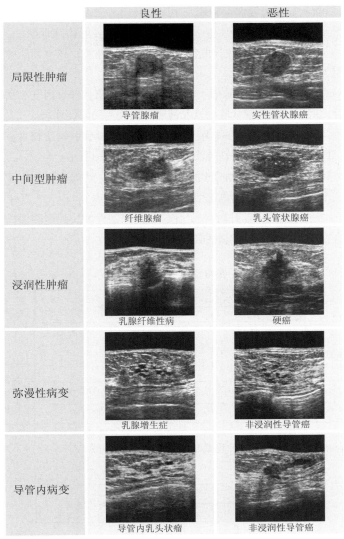

	良性	恶性
局限性肿瘤	导管腺瘤	实性管状腺癌
中间型肿瘤	纤维腺瘤	乳头管状腺癌
浸润性肿瘤	乳腺纤维性病	硬癌
弥漫性病变	乳腺增生症	非浸润性导管癌
导管内病变	导管内乳头状瘤	非浸润性导管癌

2. 局限性肿块的超声诊断

（1）显示为浸润性肿块及中间型肿块时，多数为恶性，良性者较少。问题是局限性肿块很多时候是良性及恶性肿瘤同时存在。

（2）由于乳腺X线诊断很难确定肿瘤的性质，超声判断的责任就更大。

（3）囊肿、纤维腺瘤、叶状肿瘤、错构瘤、导管内乳头状瘤、囊肿内肿瘤、实性管状腺癌及黏液癌均表现为局限性肿块。

（4）除典型的囊肿、结节型纤维腺瘤、叶状肿瘤比较容易诊断外，内部有回声的局限性肿块的鉴别方法如下图所示。

（5）由于局限性肿块均表现为边界清晰、边缘光滑，用于诊断的三个要点为纵横比、内部回声水平、后方回声。

（6）在临床实际检查中，比较小的局限性肿块超声图像诊断多数有困难，建议多用穿刺抽吸细胞学检查。

局限性肿瘤的鉴别方法

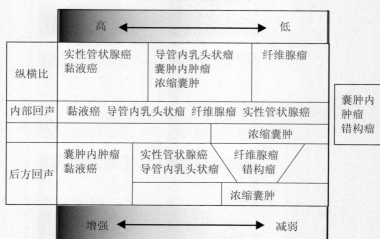

第2章

正常乳腺超声检查

2 Chapter

一、正常乳房

1. 乳房的解剖

（1）乳房由皮肤、乳腺、脂肪组织及结缔组织构成，其中还有血管、淋巴管及神经。

（2）成年妇女的乳房包括15～20个乳腺腺叶，每个乳腺腺叶又分成许多小叶。

（3）每个小叶有一根导管称为乳管。

（4）乳腺由乳房悬韧带吊挂连接，呈帐篷状。

2. 正常乳房的声像图

（1）依次可显示皮肤、浅筋膜、皮下组织、乳房悬韧带、乳腺、乳腺后脂肪、深筋膜、乳腺后间隙、胸大肌及肋骨。

（2）乳腺比脂肪组织回声强，内部可见散在的不规则低回声，为乳腺导管及其周围组织。

（3）皮下脂肪组织内可显示与乳房悬韧带连续的浅筋膜层，该层呈线性强回声。

（4）乳腺后脂肪组织是乳腺与深筋膜之间的脂肪组织，在乳腺萎缩的老年人和肥胖者可以显示出。

（5）乳腺后间隙是指深筋膜与胸大肌筋膜之间厚1～2 mm 的低回声区。

正常乳房的超声图像（示意图）

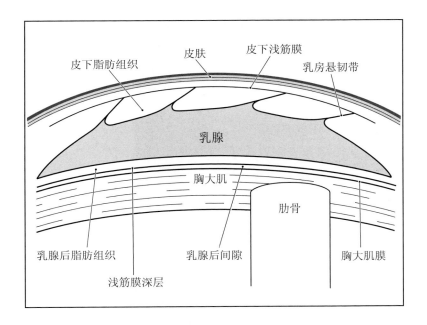

- 皮肤. skin；
- 皮下浅筋膜. subcutaneous superficial fascia；
- 皮下脂肪组织. subcutaneous fat tissue；
- 乳房悬韧带（库柏韧带）. Cooper's ligament；
- 乳腺. mammary gland；
- 乳腺后脂肪组织. retromammary fat tissue；
- 浅筋膜深层. deep layer of superficial fascia；
- 乳腺后间隙. retromammary space；
- 胸大肌. pectoralis major muscle；
- 肋骨. rib

◆ 正常乳房（中年期）

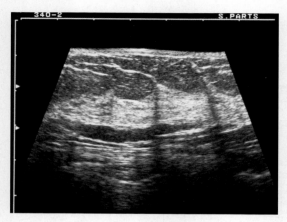

44 岁。可清晰显示乳腺、脂肪组织、乳房悬韧带、浅筋膜等组织

◆ 正常乳房（青年期）

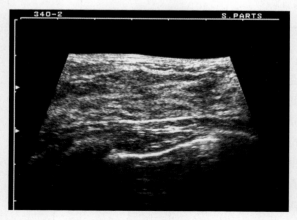

31 岁。乳腺组织较厚，皮下脂肪组织的厚度约数毫米。未显示出乳房悬韧带。与中年期乳房相比，乳腺组织内部呈现多种多样的回声类型

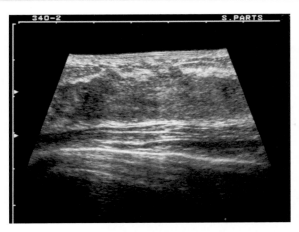

20岁。年轻女性乳腺表现为低回声，可能是由于乳管没有完全开放所致

◆ 正常乳房（老年期）

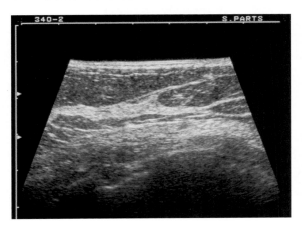

65岁。乳腺萎缩，乳腺厚度占整个乳房厚度不超过1/3。但是，近年来乳腺厚度增加的乳房也多见

◆ 正常乳房（个体差异）

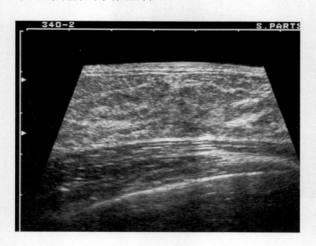

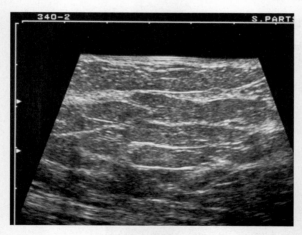

同是36岁妇女，与上图乳腺腺体较厚而皮下组织极少相比较，下图为肥胖者的乳房，大部分为脂肪组织占据

◆ 类似肿瘤的正常图像

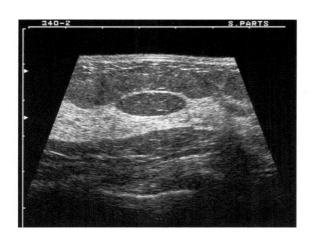

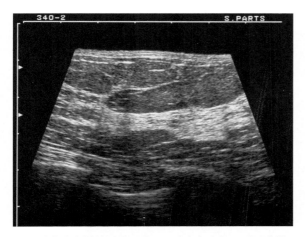

可见纤维腺瘤样椭圆形回声区，改变扫查切面后可分辨
出是乳房悬韧带包绕着正常脂肪组织

二、妊娠、哺乳期乳房

1. 妊娠期、哺乳期的乳房

（1）乳腺在妊娠初期开始有腺体及腺管增生，同时伴有结缔组织减少。

（2）哺乳期腺体增生，大多数不显示间质，乳腺管内充满乳汁。

（3）断奶后乳腺分泌迅速减退，乳腺恢复到妊娠前的状态。

2. 妊娠期、哺乳期乳房的声像图

（1）妊娠期乳腺：腺体增生部分表现为斑点状低回声。

（2）哺乳期乳房：乳腺明显增厚，乳腺整体回声一致，其中可见汇集到乳头的扩张导管。

◆ 妊娠期乳房

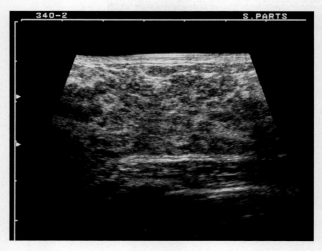

妊娠 7 个月的女性。乳腺增生，乳腺管的增生部分表现为明显的低回声区

◆ 哺乳期乳房

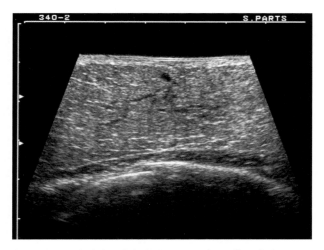

产后3个月。乳腺表现为与脂肪组织相同的整体回声水平增强，显示不出乳房悬韧带及浅筋膜等结构

第3章

良性疾病超声检查

3

Chapter

一、囊肿（cyst）

1.囊肿的临床特征

（1）在组织学上囊肿为乳腺增生症的一部分，临床上对于已明确的个别病变也使用囊肿作为诊断病名。

（2）大部分为扩张的乳腺导管，囊壁为扁平上皮细胞。

（3）内容物为淡黄色透明液体，也有呈褐色的浑浊液体。在内容物特别黏稠时通常被称为浓缩囊肿。

（4）可触及的囊肿，为表面光滑、可移动的肿块。

（5）经常为多发。

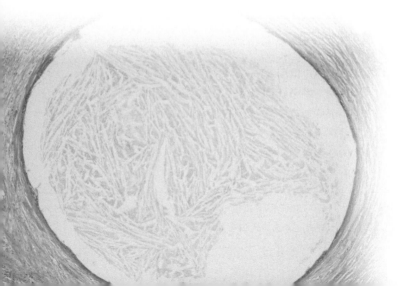

2. 囊肿的声像图

◆ **典型的囊肿声像图**

（1）内部为无回声，伴有后方回声增强。

（2）形状为圆形或椭圆形。

（3）边界清晰、边缘光滑，可见侧方声影。

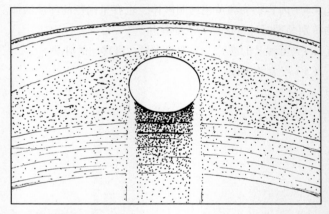

囊肿的典型图像

◆ **不典型的囊肿声像图**

（1）表现为结节状的囊肿较为多见。

（2）小囊肿、扁平状的囊肿多不伴有后方回声增强。

（3）内部有回声的囊肿。

（4）浓缩囊肿多表现为内部可见回声，后方回声不变或减弱。

（5）有一些病例囊壁可见钙化。

> 小的浓缩囊肿多难与实性管状腺癌相鉴别，若见有后方回声减弱的应考虑为浓缩囊肿。

◆ 囊肿

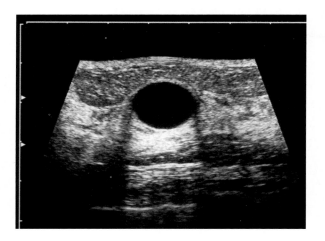

囊肿的典型图像。表现为类圆形，内部无回声，后方回声
明显增强。边缘光滑，可见侧方声影

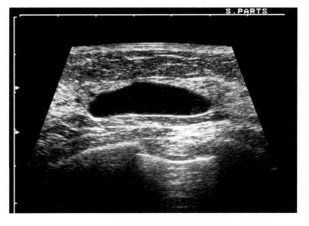

表现为扁平的椭圆形囊肿。由于扁平形状，后方回声轻度
增强，未见侧方声影

◆ 小囊肿

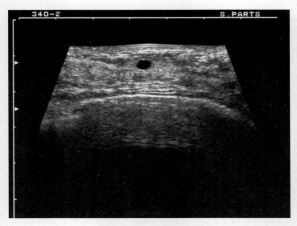

小囊肿表现为无回声，容易诊断。后方回声不变

◆ 结节形囊肿

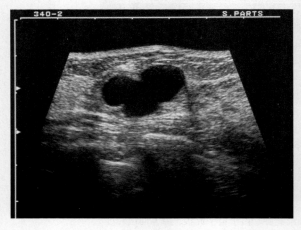

结节形囊肿。由于内部无回声，边缘光滑，容易诊断

◆ 纵长形囊肿

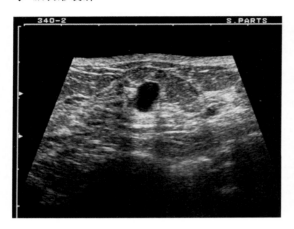

表现为纵长形状的囊肿。由于囊肿向脂肪组织内突出，乳腺前方界线清晰可见

◆ 多发囊肿

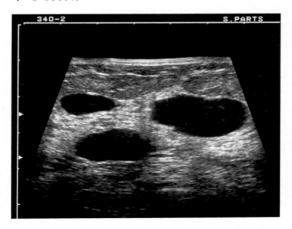

多发囊肿常可见到，容易诊断，但在合并其他病变时，应注意不要只诊断囊肿而遗漏其他病灶

◆ 内部有回声的囊肿

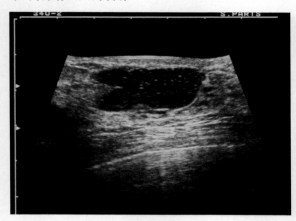

囊肿内容物浑浊时，内部经常可见点状回声。改变体位时，可见内部点状回声也随之移动

◆ 浓缩囊肿

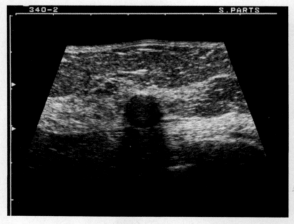

由于浓缩囊肿内可见回声，常不能完全否定小的实性管状腺癌。本例中见到，后方回声减弱，高度怀疑为浓缩囊肿

◆　囊肿壁钙化

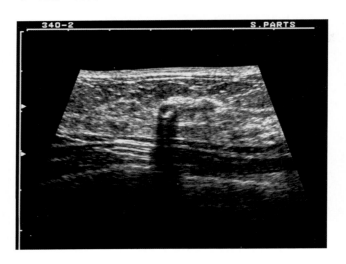

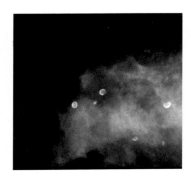

边缘呈强回声，后方回声衰减的肿块，考虑为囊肿壁钙化。在乳腺X线片中可见中心部低密度的钙化影

◆ 囊肿壁钙化

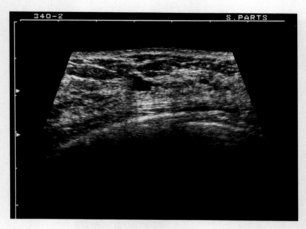

可见囊肿壁的点状强回声，如果仔细扫查很容易诊断。在囊肿壁点状钙化时，乳腺X线检查多数情况下只会检查出钙化灶，而不会发现囊肿

二、乳腺症（mastopathy）

1. 乳腺症的临床特征

（1）乳腺症是乳腺中发病率最高的疾病，但定义却比较模糊。

（2）临床常见症状有硬结、疼痛（自发疼痛、压痛）、乳头分泌物。不要认为只有出现乳房痛才是乳腺症。

（3）在组织学上是由7种病变构成的一组病变群。这7种病变为：A. 大汗腺化生；B. 闭塞性乳腺症；C. 囊肿；D. 导管乳头状瘤病；E. 纤维腺瘤病；F. 小叶增生症；G. 硬化性乳腺症。

（4）发病原因，可能是性激素水平不平衡，尤其是雌激素水平相对过剩所致。

（5）乳腺症并不是一种疾病，而是在正常组织中发生的特殊情况。

乳腺症的组织学图像	
大汗腺生化	apocrine metaplasia
闭塞性乳腺症	blunt duct adenosis
囊肿	cyst
导管乳头状瘤病	duct papillomatosis
纤维腺瘤病	fibroadenomatosis
小叶增生病	lobular hyperplasia
硬化性乳腺病	scerosing adenosis

2. 乳腺症的声像图

（1）乳腺症作为超声诊断名称虽然被广泛使用，但在临床上常会引起混乱。

（2）作者认为乳腺症作为诊断名称使用仅仅是为了与乳癌诊断的鉴别。

（3）在临床检查中豹纹状回声也经常见于正常乳腺，并不是乳腺增生症的特有表现。

（4）在发现囊肿时，虽然也可以认为是乳腺症，但还是应诊断为囊肿，而不用乳腺症作为诊断病名。

（5）仅仅在与乳腺癌，尤其是与非浸润型导管癌不易鉴别的病例，检查初期可使用乳腺症这一名称，以便与癌症相区别。

（6）特别是在普查时要尽量避免诊断为乳腺症，在没有进一步检查时，这种诊断名称常会引起患者不安而再到医院就诊，甚至会造成医疗部门的忙乱。

患者以隐痛和疼痛为主诉来院，若是完全从临床表现来判断就会被诊断为乳腺症。在不伴有囊肿的豹纹状回声时，超声诊断就没有必要用乳腺症这一临床上含糊不清的名称。

◆ 曾被认为乳腺症的图像

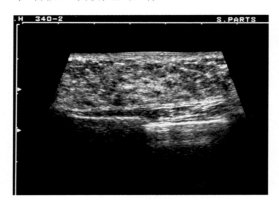

表现为所谓豹纹状回声，以往曾诊断为乳腺症的图像。相同的回声在青年人的乳房图像中也多可见到，这个图像没有采集的必要

◆ 伴有囊肿的乳腺症的图像

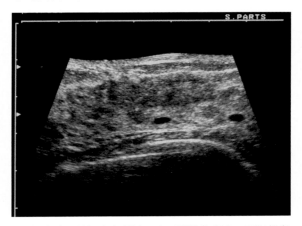

乳腺的深部可见2个小囊肿。由于囊肿的存在，可以推断乳腺症的组织类型。但是，超声检查最好诊断囊肿，而不要诊断为乳腺症

◆ 需要与癌症鉴别的乳腺症

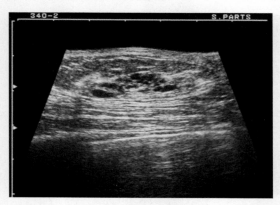

小囊肿图像（扩张的导管）约积聚在3cm范围，可见钙化灶样强回声，与非浸润性导管癌的扩张导管集合型不易鉴别。可作"非浸润性导管癌或乳腺症可疑"的提示，这时可使用乳腺症作为诊断病名

◆ 需要与癌症鉴别的乳腺症

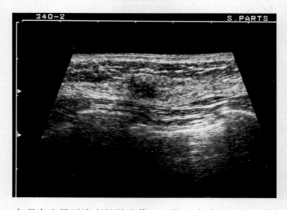

表现为边界不清晰的肿瘤像，不能否定非浸润性导管癌及浸润性小叶癌。而乳腺症中的硬化性疾病如果为局限性病变，也多表现为肿瘤样图像

三、纤维腺瘤（fibroadenoma）

1. 纤维腺瘤的临床特征

（1）纤维结缔组织成分与腺上皮成分共同增殖所形成的良性肿瘤。

（2）在乳腺纤维腺瘤中，实性良性肿瘤发病率最高。又可分为4个亚型，即管内型、管周围型、类脏器型和乳腺症型。

（3）年龄分布：以10～30岁多发，50岁以上发病率较低。

（4）肿瘤表现为与周围边界清晰、可活动的球形结节。

（5）经常多发，双侧可见。

（6）年轻者发现的病变常常比较大，被称为巨大纤维腺瘤或年轻纤维腺瘤。

纤维瘤的四种亚型	
1. 管内型	intracanalicular type
2. 管周围型	pericanalicular type
3. 类脏器型	organoid type
4. 乳腺症型	mastopathic type

2. 纤维腺瘤的超声图像

◆ **纤维腺瘤的典型图像**

（1）形状为圆形及椭圆形，边缘光滑。

（2）纵横比一般不超过0.6。

（3）乳腺前方境线未见中断。

（4）内部回声均匀，回声水平较实性腺管癌高，而较黏液癌低。

（5）后方回声轻度增强或不变。

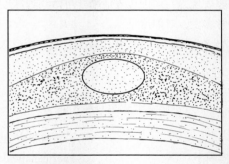

纤维腺瘤的典型图像

◆ **其他类型的纤维腺瘤**

（1）表现为结节形的纤维腺瘤。

（2）少数纵横比值高，个别＞1.0。

（3）个别病例可见后方回声衰减。

（4）乳腺症型纤维腺瘤表现为边缘粗糙、内部回声不均匀的肿瘤，多与癌症不易鉴别。

 纤维腺瘤的图像变化较多，对确诊要求的技术也高。

◆ 纤维腺瘤

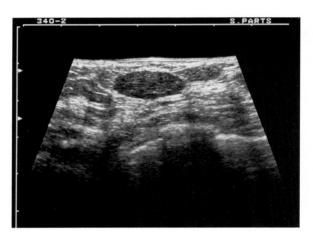

典型的纤维腺瘤表现为扁平的椭圆形，边缘光滑，内部回声均匀，后方回声不变，侧方声影隐约可见

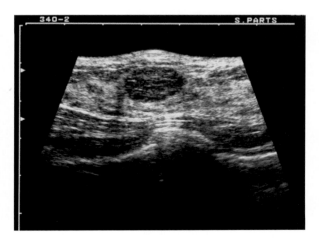

内部回声轻度不均的纤维腺瘤经常可见。形状为椭圆形，边缘光滑，后方回声略增强

◆ 小的纤维腺瘤

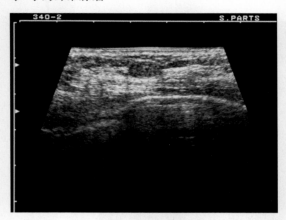

肿瘤大小为1 cm。形状及内部回声为典型的纤维腺瘤表现，容易诊断。乳腺前方境界线完整，可见侧方声影

◆ 巨大的纤维腺瘤

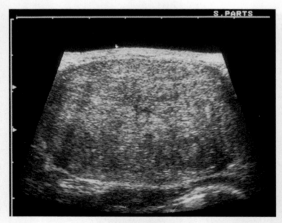

年轻患者的纤维腺瘤常常较大。应与叶状肿瘤鉴别。与叶状肿瘤相比，形状较规则，内部回声较均匀。另外，年龄也可供参考。本例患者17岁

◆　多结节形纤维腺瘤

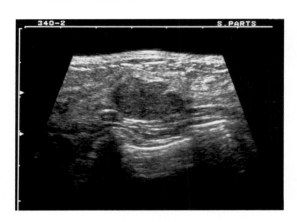

形状为多个结节状，边缘光滑，后方回声增强。多结节形状是纤维腺瘤及叶状肿瘤的特征性表现，可以作为否定癌的条件

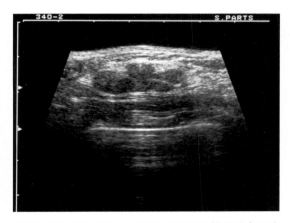

在扁平的乳腺组织中，可见数个椭圆形结节融合形成多结节形肿瘤，未见角形边缘。本例为4个椭圆形纤维腺瘤融合形成一个多结节形纤维腺瘤

◆ 纤维腺瘤伴钙化

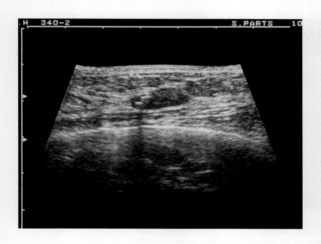

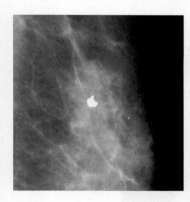

肿瘤内可见粗大的钙化灶。除外钙化灶，本例诊断纤维腺瘤也比较容易，存在粗大钙化灶，使诊断更进一步明确。本例乳腺在X线摄影时很清楚地显示出了钙化灶，却未能显示出肿瘤

◆　纤维腺瘤伴钙化灶

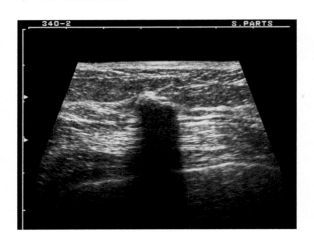

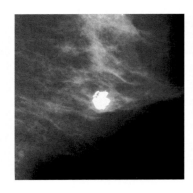

病灶内充满粗大的钙化灶，肿瘤本身显示并不清楚，后方回声明显衰减，如果掌握了这些与硬癌的鉴别就比较容易。包括前页的病例中也有粗大钙化灶，普查时若见到这种情况在短时间内也没有必要再做进一步检查

◆ 容易与乳腺癌混淆的纤维腺瘤

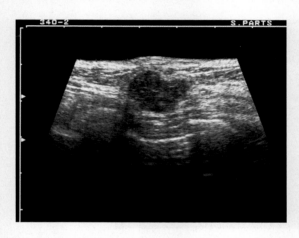

肿瘤边界呈弧状及角状的不规则形时，难与实性管腺癌鉴别。如果仔细观察，可发现乳腺的前方境界完整，但仅凭这一表现不能作为否定乳腺癌的依据

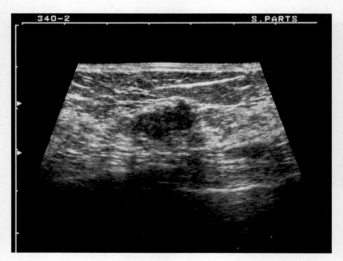

可见肿瘤向前方突出，边缘粗糙。怀疑为乳头状管状癌、非浸润性乳管癌、浸润性小叶癌等，对这个病例必须要经过穿刺细胞学检查方可确诊

四、分叶状肿瘤（phyllodes tumor）

1. 分叶状肿瘤的临床特征

（1）尽管有时被称为分叶状囊肉瘤，但还是使用分叶状肿瘤的名称为好。

（2）虽然组织学上属于纤维腺瘤类，但它与纤维腺瘤比较，非上皮的纤维间质明显增生，经常表现为叶状结构。

（3）结缔组织中非上皮成分有恶性倾向。肿瘤可分为良性、恶性及临界性病变3种类型。

（4）肿瘤边界清晰，与纤维腺瘤比较呈明显的结节状。肿瘤多数较大，经常超过10cm。恶性分叶状肿瘤的生长速度，较良性分叶状肿瘤要快。

（5）各年龄段均可发病，以40～50岁常见。恶性分叶状肿瘤的发病年龄段常较良性分叶状肿瘤要高。

（6）经常复发，复发的肿瘤恶性程度将会增加。

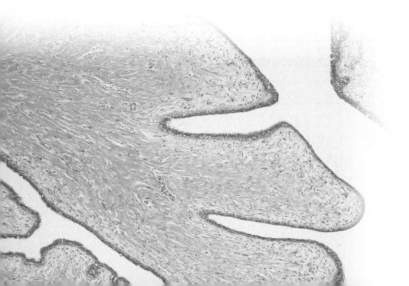

2. 分叶状肿瘤的声像图

（1）外形为多结节状。

（2）边缘光滑。

（3）与纤维腺瘤比较内部回声不均，常可见到液体潴留形成的裂隙。

（4）多数较小的病灶与纤维腺瘤很难鉴别。

（5）不易鉴别良性、恶性。

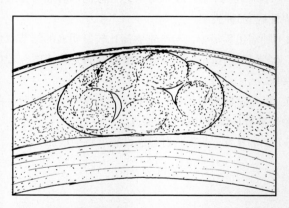

分叶状肿瘤的典型图像

　　　由于分叶状肿瘤的最大特征是肿瘤外形较大，对于大的肿瘤，可以作为叶状肿瘤的鉴别要点。但是，若声像图表现出明显的不同，则应该很自信地加以否定。

◆ 分叶状肿瘤

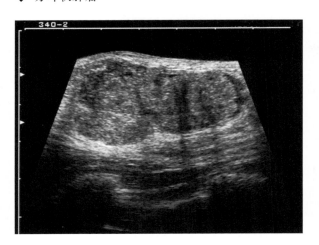

表现为扁平的多结节状，内部回声为不同的叶状结构，可见液体潴留的间隙。这是典型的分叶状肿瘤图像

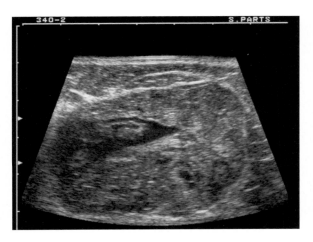

形状为椭圆状，但并不是多结节状，可见内部有液体潴留的间隙，这是分叶状肿瘤的特征

◆ 恶性分叶状肿瘤

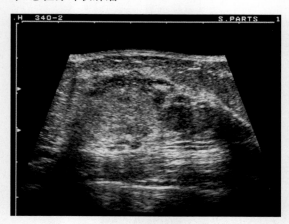

肿瘤表现为多结节状，内部可见高回声区及低回声区。
一般的超声检查不易鉴别其良、恶性

◆ 小的分叶状肿瘤

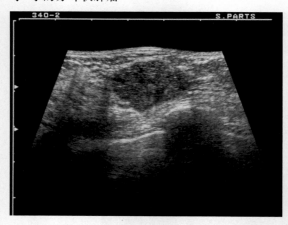

一般小的分叶状肿瘤与多结节形纤维腺瘤不易鉴别。
本例图像中由于内部回声为独特不规则的毛糙感觉，应
怀疑为分叶状肿瘤

五、错构瘤（hamartoma）

1. 错构瘤的临床特征

（1）有明显包膜的肿瘤。

（2）与乳房组织成分相同或部分组织缺失，各组织成分的比例与正常乳房有明显不同。

（3）肿瘤整体为脂肪瘤样，其中含有少量乳腺组织的称为腺脂肪瘤，肿瘤整体为纤维腺瘤样，其中含有少量脂肪组织的称为纤维腺脂肪瘤，脂肪瘤中含有软骨成分的称为软骨脂肪瘤。

（4）错构瘤有各种名称，如脂肪瘤错构瘤、腺瘤错构瘤、软骨错构瘤等。

2. 错构瘤的声像图

（1）表现为边缘光滑的椭圆形肿瘤，其外形特征与典型的纤维腺瘤相同。

（2）内部回声的特点为强回声、低回声同时存在。

（3）强回声部分为脂肪与腺组织，或者脂肪与纤维组织细条状交错。也就是"脂肪+a"的区域表现为强回声。

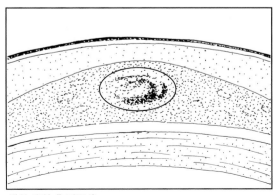

错构瘤的典型图像

◆ 错构瘤

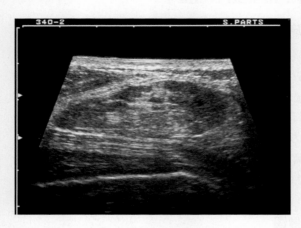

组织类型为纤维腺脂肪瘤。外形为椭圆形，边缘光滑，后方回声不变。因内部强回声及低回声同时存在，表现独特。如果有错构瘤的概念，容易诊断

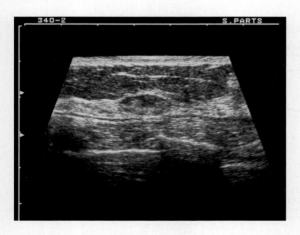

小病灶表现为错构瘤的典型图像。对肿瘤进行细胞学检查，结果为纤维腺瘤且有脂肪成分

六、导管内乳头状瘤（intraductal papilloma）

1. 导管内乳头状瘤的临床特征

（1）表现为导管内乳头状增殖的良性上皮样肿瘤。

（2）40～50岁多发。

（3）病变多发生在乳头附近，经常伴有乳头异常分泌。

（4）病变多发时，称为导管内乳头状病或导管内多发乳头状瘤。

（5）囊肿内显示肿瘤称为囊肿内乳头状瘤。

● 导管乳头状瘤病是乳腺症的一部分，但不应与导管内乳头状瘤混淆。

● 囊肿内肿瘤是指囊肿内还存在肿瘤的名称，并不是组织学分类。

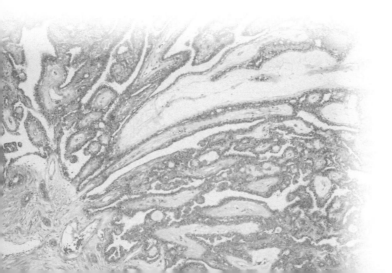

2. 导管内乳头状瘤的声像图

（1）导管内乳头状瘤的声像图分为以下3个类型。

　　① 囊肿内肿瘤（囊肿内乳头状瘤）。

　　② 实性肿瘤。

　　③ 导管内隆起性病变。

（2）囊肿内乳头状瘤，可见向囊肿内突出的肿瘤图像，相对囊肿，肿瘤的大小不一。与囊肿内癌的鉴别非常重要。

（3）实性肿瘤的形状为类圆形，内部回声比较均匀，纵横比较纤维腺瘤大。多发生在乳头旁，经常可见到乳头肿瘤侧导管扩张。

（4）导管内隆起性病变多伴有乳头的异常分泌物，与非浸润性导管癌不易鉴别。

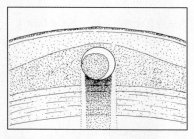

囊肿内乳头状瘤

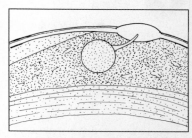

实性肿瘤

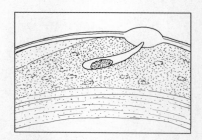

导管内隆起性病变

◆ 囊肿内乳头状瘤

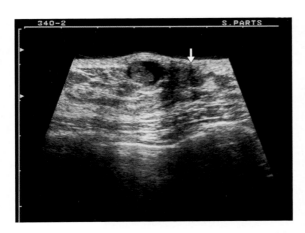

乳头（⇩）旁皮下可见囊肿内肿瘤。肿瘤与囊肿壁的接触面积较小，这是与囊肿内癌的鉴别要点

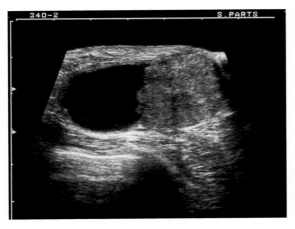

较大的囊肿内肿瘤。肿瘤为圆形，内部回声模糊可以诊断为良性肿瘤

◆ 导管内乳头状瘤

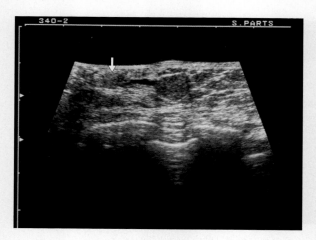

表现为类圆形肿瘤，边缘光滑，内部回声均匀，后方回声增强。可见乳头（⇓）侧的导管扩张

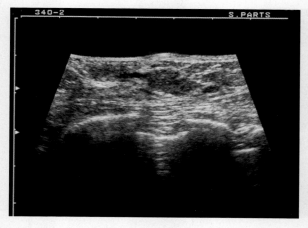

可见导管内病变压迫导管，使导管扩张呈肿瘤样改变。是实性肿瘤与导管隆起性病变的中间型

◆ 导管内乳头状瘤

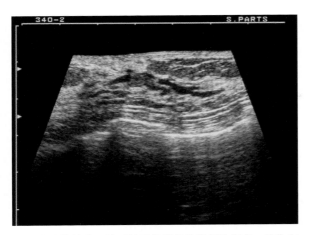

在扩张导管的分叉处可见形状规整的隆起性病变。首先应考虑良性的导管内乳头状瘤

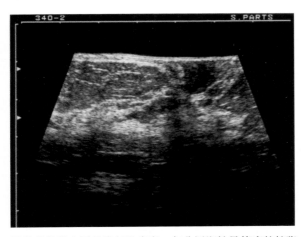

扩张的导管内可见隆起性病变。与非浸润性导管癌的扩张导管内隆起型病变难以鉴别。必要时可进行分泌物的细胞学检查及导管内镜检查

七、导管腺瘤（ductal adenoma）

1. 导管腺瘤的临床特征

（1）该病于1984年由Azzopardi首先提出，它与乳癌容易混淆。

（2）是与导管内乳头状瘤一类的病变。

（3）病理学所见：在大部分病例中可见到玻璃样变的增生纤维组织相互融合，容易表现为浸润的假象，可见高度核异常型的大汗腺化生。

（4）由于该病少见，无论是超声图像还是在组织学检查上均容易与癌症相混淆。

2. 导管腺瘤的声像图

（1）由于肿瘤乳腺向脂肪层突出，表现为纵长的类圆形，容易误诊为实性管状腺癌。

（2）如果仔细观察，可发现向脂肪层突出部位的乳腺前方境界线仍完整。

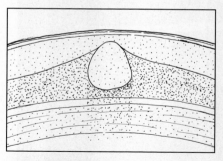

导管腺瘤的典型图像

　　超声诊断实性管状腺癌，细胞学诊断怀疑大汗腺化生癌的病例，有可能是导管腺瘤。

◆ 导管腺瘤

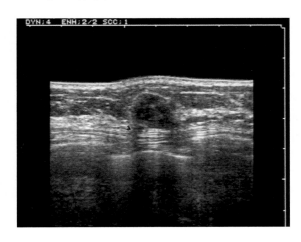

边缘稍有角的类圆形状,可见肿瘤向脂肪组织较大范围的突出。与实性管状腺癌不易鉴别。仅借乳腺前方有一条完整、连续的境界线仍难以否定乳腺癌

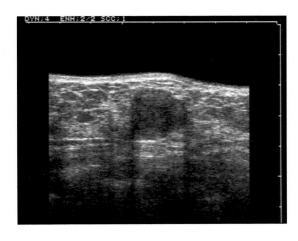

可见纵横比增大的局限性肿瘤,后方回声增强。超声怀疑实性管状腺癌,仅凭这幅图像所见,诊断为极少见的导管腺瘤不够恰当。这时应考虑诊断为实性管状腺癌

八、乳腺纤维病 (fibrous disease)

1. 乳腺纤维病的临床特征

（1）表现为纤维化、增多间质的玻璃样变及小叶萎缩的病变，此时可考虑为炎性病变。

（2）有的病例由糖尿病引起，被称为糖尿病乳腺病。

（3）临床主诉为有时伴有疼痛，有肿瘤，较硬，边界不清晰，形状不规则，活动度差，触诊所见与浸润癌非常相似。

2. 乳腺纤维病的声像图

（1）表现为边界不规则的低回声区，经常伴有后方回声衰减。

（2）必须与硬癌和浸润性小叶癌进行鉴别。肿瘤生长局限于乳腺内，肿瘤的中心部分整体回声较淡可作为鉴别要点。

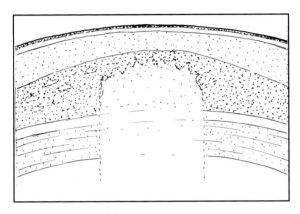

乳腺纤维病的典型声像图

　　　在临床上怀疑为硬癌或浸润性小叶癌时，且经穿刺细胞学检查仍不能明确诊断乳腺癌时，须与本疾病相鉴别，必要时应进行组织活检。

◆ 乳腺纤维病

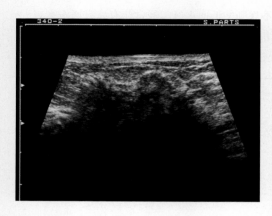

病变大的浸润性肿瘤的图像。触诊有与乳癌硬度相仿的肿瘤。细胞学检查当然没有发现癌细胞，但由于硬癌及浸润性小叶癌的间质成分较多，有时穿刺抽吸细胞学检查也采不到癌细胞。只有对高度怀疑为乳癌的病例，进行组织学活检才是最有效的确诊方法

◆ 乳腺纤维病

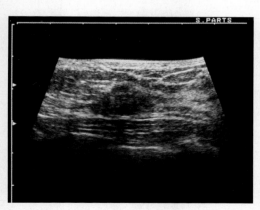

虽未见后方回声衰减，但从形状及边缘来看，不能否定乳头腺管癌及非浸润性导管癌。乳腺纤维病与其他一些疾病声像图在诊断上也容易混淆。应借细胞学检查进行确诊

九、乳腺炎（mastitis）

1. 乳腺炎的临床特征

（1）乳腺炎一般为哺乳期的疾病，也见有中年期的病例。

（2）哺乳期的乳腺炎是乳汁分泌局部受阻，由乳头细菌逆行感染所致。

（3）中年期的乳腺炎，可能是由于导管上皮细胞增生伴有导管狭窄，引起导管内分泌物潴留即导管扩张症，详细原因尚不清楚。

（4）常见症状为皮肤红肿、疼痛，同时伴有发热，容易诊断，重要的是与炎性乳癌的鉴别。

2. 乳腺炎的声像图

（1）乳腺炎常形成脓肿，脓肿为形态不规则的无回声区，其内可见变性物质造成的强回声散在分布。

（2）可见蜂窝织炎引起皮肤和囊肿周边回声减低，脂肪组织回声水平增强。

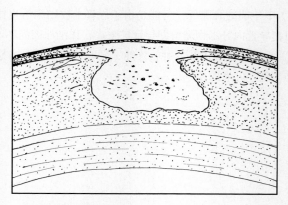

脓肿的典型图像

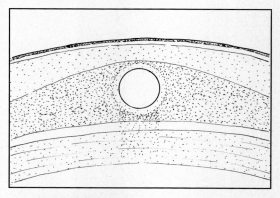

伴有炎症的囊肿典型图像

◆ 乳腺炎

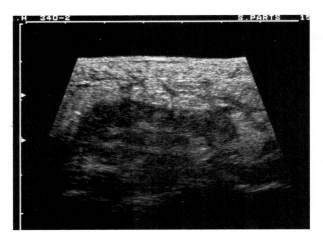

哺乳期乳腺炎。整个乳房呈重度炎症表现，局部皮肤明显增厚

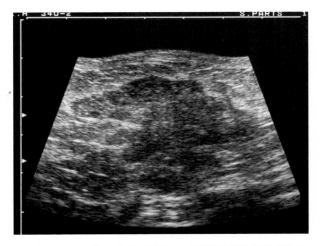

中年期乳腺炎，较多的脓液潴留。哺乳期以外的乳腺炎大多
原因不明，病程0.5～1年

◆ 乳腺炎

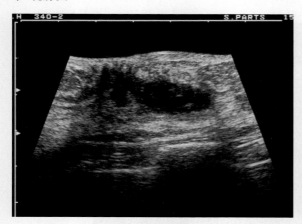

乳头及周边脓肿。本例皮肤不红，轻微疼痛，根据临床特点没有考虑乳腺炎的诊断，这时要参考各种检查结果才能做出正确诊断

◆ 伴有炎症的囊肿

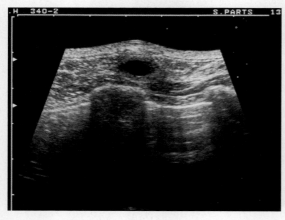

囊肿周边蜂窝织炎部分表现为低回声。中年期的囊肿常常伴有炎症，其原因尚不清楚

十、男性乳腺发育症 (gynecomastia)

1. 男性乳腺发育症的临床特征

（1）是指男性的乳腺肥大。

（2）青春期及老年人有多发的趋势。

（3）原因是内分泌失调，尤其是雌激素过剩。雌激素过剩的原因之一是肝损害引起肝对雌激素灭活的功能减低。

（4）乳晕下方可触及圆盘状结节，伴轻度疼痛。

（5）多为一侧发病。

（6）在组织学上，可见导管的扩张及间质的胶原纤维的肿胀、增生，一般见不到小叶结构。

（7）本症与女性青年性乳腺肥大症的组织学表现相同。

2. 男性乳腺发育症的声像图

（1）多表现为扁平的椭圆形低回声肿块。

（2）有的表现为与女性乳腺同样厚度的乳腺图像。

（3）青春期、老年期病例的声像图无明显差异。

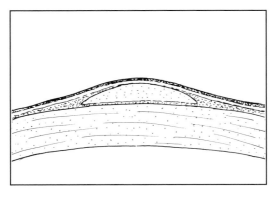

男性乳腺发育症的典型图像

◆ 男性乳腺发育症（青春期）

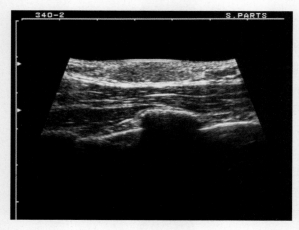

14岁男性。皮肤与胸大肌之间可见扁平的低回声肿块，是典型的男性乳腺发育症图像

◆ 男性乳腺发育症（青春期）

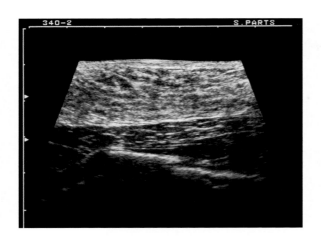

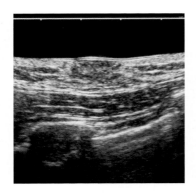

18岁男性。不是扁平低回声图像，而是表现为与女性乳腺基本相同的图像。是作者见到过最厚的男性乳腺。对侧乳房可见少许乳腺组织，双侧乳腺厚的程度有很大差异

◆ 男性乳腺发育症（老年）

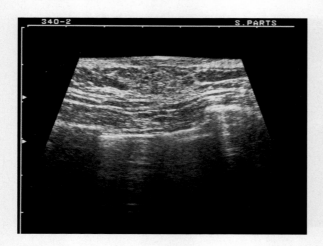

67岁男性。可见乳腺组织的强回声图像。内部回声类型与
正常女性乳腺相同

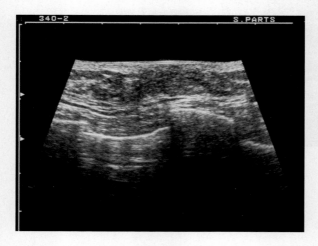

79岁男性。可见比较大范围的乳腺增厚，乳腺内为低回声

十一、妊娠期、哺乳期的乳腺疾病

1. 积乳

（1）发生在哺乳期的乳腺，乳液在局部停滞、潴留所形成的肿块。

（2）内容物经常发生干酪样变性。

（3）在超声图像上，可显示局限性肿块，初期表现为囊肿样无回声，随时间推移内部出现不均匀回声。

（4）该病发生于哺乳期，结合临床容易与其他疾病鉴别。

2. 纤维腺瘤

（1）纤维腺瘤在哺乳期、妊娠期时明显增大。

（2）进一步发展出现肿瘤内导管扩张，肿瘤内可见到囊肿样无回声区。

（3）哺乳结束后可完全恢复原状。

◆ 积乳

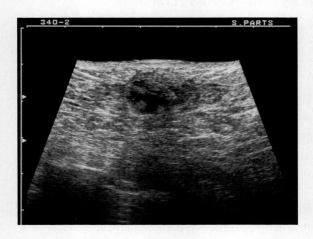

可触及边界清晰的肿物。形状为椭圆形，由于乳汁变性内部表现为特有的不均匀回声。如果是在哺乳期，诊断更加容易

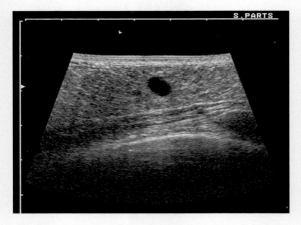

内部表现为与囊肿同样的无回声区。哺乳期乳腺内的囊性肿块其内容物应考虑为乳汁

◆ 哺乳期的纤维腺瘤

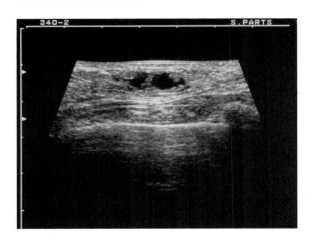

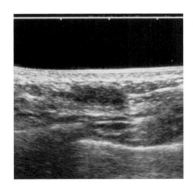

纤维腺瘤在妊娠期、哺乳期常常增大。与非哺乳期的本病相比可见肿瘤内导管扩张。上图，可见实性肿瘤内有无回声区的囊性肿瘤图像。下图为妊娠前的肿瘤图像，表现为实性肿瘤图像

十二、乳房异物（foreign body）

1. 石蜡注入法

（1）石蜡注入法是用较粗的针将石蜡及硅树脂类物质注入乳腺后方的丰乳方法。

（2）由于常会出现乳房硬化、变形等不良反应，现已不再使用。

（3）油性物质引起的肉芽，也就是油性肉芽肿形成，根据注入的物质不同，其肉芽肿的名称也不同，如石蜡瘤及硅胶肉芽肿等。

（4）超声表现为前方边界不清晰的强回声，后方回声缺失。

2. 假体置入法

（1）假体置入法，是将硅胶和生理盐水封入袋状假体再置入乳房的方法，是现在使用最多的一种丰乳方法。

（2）以前是置入到乳腺后间隙，现在主要是使用胸大肌下方置入假体的方法。

（3）在超声图像上表现边界清晰。

（4）内部回声类型，根据内容物的不同而异，多数表现为无回声。

3. 脂肪注入法

（1）脂肪注入法，是将患者自身的腹部及大腿部的脂肪吸出，注入乳房的丰乳方法。

（2）如果注入的脂肪部分发生坏死，或随时间推移大部分被吸收，这就相当于只置入了剩余部分脂肪。

（3）在图像上，多表现为类圆形肿块，内部回声为高、低混合回声。

（4）部分表现为无回声，应与多发囊肿相鉴别。注入的脂肪位于乳腺后方是鉴别的要点。

◆ 石蜡注入法

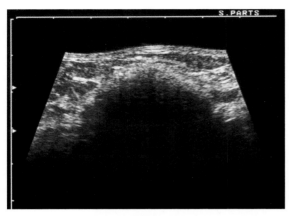

由于肉芽肿的形成表现为较大的回声缺失图像。前面为平缓的曲线形，几乎见于全部双侧乳房，与大的浸润性癌容易鉴别

◆ 假体置入法

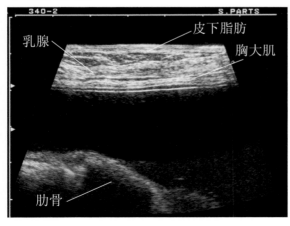

近年来假体置入时常用胸大肌下置入法。上图中从上向下可清晰显示皮肤、皮下脂肪、乳腺、胸大肌、假体和肋骨

◆ 脂肪注入法

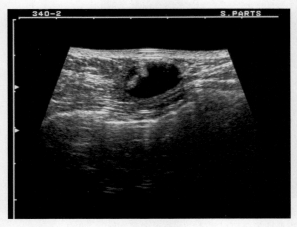

可见囊肿或者囊肿内肿瘤样的局限性肿块，患者若隐瞒脂肪注入的病史时，诊断经常比较困难。根据多发以及存在部位是乳腺后脂肪组织层的表现，基本不会误诊

◆ 隆胸术后发现的肿瘤

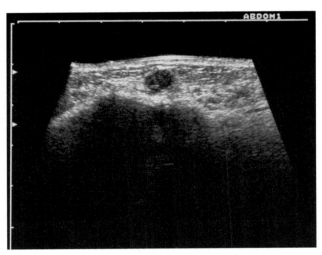

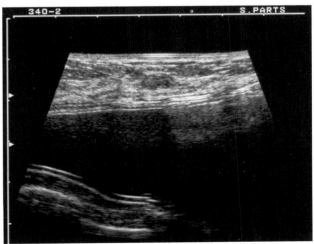

上图. 石蜡注入后发现的实性管状腺癌；下图. 假体置入后的纤维腺瘤，如果异物取出后仍可显示出肿瘤便容易诊断

十三、乳腺外的良性疾病

1. 脂肪瘤

（1）脂肪层内边界清晰的肿瘤，有独特的柔软性，活动度较大。

（2）超声图像表现为椭圆形、边缘光滑的肿瘤，较小的肿瘤多表现为强回声，较大的肿瘤多表现为与周围的脂肪组织同等水平的回声。

2. 脂肪坏死

（1）称为脂膜炎。

（2）因钝器伤或挤压伤引起。

（3）触诊时，可触及边界不清的肿块，在硬度上常常误认为乳腺癌。

（4）患者本人常常没有外伤的感觉，与乳腺癌的鉴别非常重要。

（5）超声图像表现为皮下脂肪层内的高水平回声区，其中心部位常可见到低回声区。

3. 粉瘤

（1）皮肤上发生的肿瘤，为毛囊或皮脂腺的潴留囊肿。

（2）内容物为脂肪、角化的上皮、皮脂分泌有黏稠物质等。

（3）有时发生炎症形成脓肿。

（4）超声图像表现为皮肤及皮下组织内可见圆形或椭圆形低回声肿块。

4. Mondor病

（1）乳房及胸廓前壁的静脉炎。由法国的外科医师Mondor首先报道。

（2）皮下可触及具有特征性的条状硬结。

（3）超声图像表现为皮肤正下方可见细长管状结构，多数病变周边回声稍稍增强。多数管径狭窄，触诊时常不能清楚地发现硬结病变。

◆ 脂肪瘤

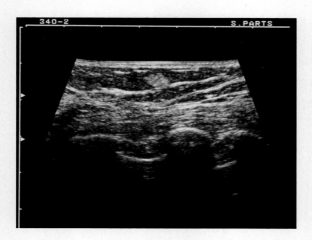

皮下脂肪层内可见强回声肿瘤。小的脂肪瘤常常表现为强回声肿瘤

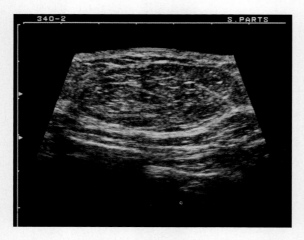

图中为较大的脂肪瘤。回声水平与周围正常脂肪组织相同。由于见到被膜，所以可判断病变

◆ 脂肪坏死

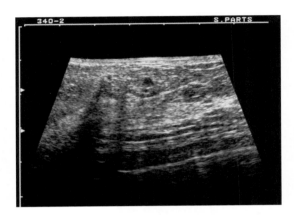

皮下脂肪层内回声水平增强，其中可见2个低回声区。患者本人常不记得有外伤史，或者多在外伤1个月后发现病变

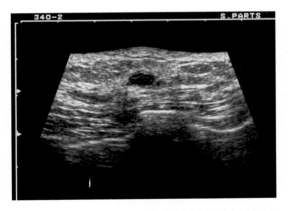

在低回声范围较大时，容易将肿块周边强回声区判断为脂肪浸润，而将脂肪坏死误诊为癌症。触诊时误诊为乳腺癌的情况也比较多。与脂肪组织浸润表现为肿瘤样低回声相比较，宽的强回声区可诊断为脂肪坏死

◆ 粉瘤

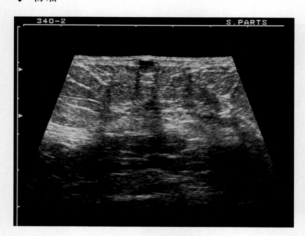

不少患者由于乳房处触及粉瘤而怀疑乳腺癌就诊。由于病变位于皮肤，容易诊断

◆ 伴有炎症的粉瘤

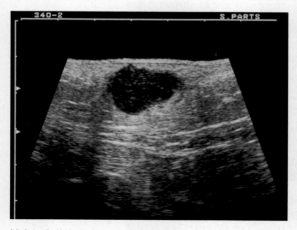

粉瘤经常伴有炎症，形成脓肿。周围皮肤轻度增厚

◆ Mondor病

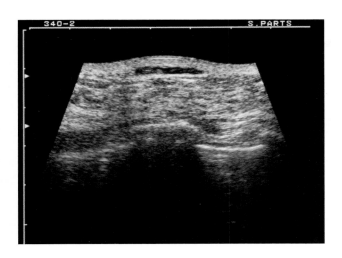

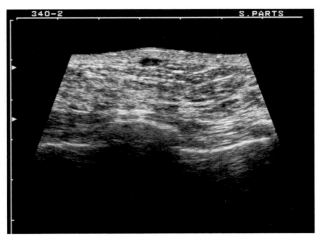

Mondor病，与效果好的触诊相比超声检查时常不能清晰地显示病变中较粗的血管。如果触诊后考虑本病，就要仔细扫查皮下组织

第4章

恶性肿瘤超声检查

4

Chapter

一、乳腺癌（breast cancer）

1. 乳腺癌的分类

（1）乳腺癌是发生于乳腺导管上皮的恶性肿瘤，也就是腺癌，约占乳腺恶性肿瘤的99%。

（2）乳腺癌的组织类型很多，在日本广泛使用的是《临床•病理乳腺癌诊疗常规》中的"乳腺肿瘤的组织学分类"标准。

（3）乳腺癌分为非浸润癌、浸润癌、Paget病三大类。

（4）非浸润癌分为非浸润性导管癌和非浸润性小叶癌。浸润性癌分为浸润性导管癌和特殊型癌。

（5）浸润性导管癌又分为乳头状管状腺癌、实性管状癌、硬癌3型，特殊型癌再分为黏液癌等11型。

（6）浸润性导管癌占全部乳腺癌的80%。

（7）浸润癌有几种组织类型同时存在的情况可按占优势组织类型的面积进行再分类。

乳腺恶性肿瘤以发生组织的分类

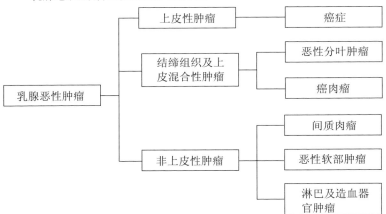

坂元吾偉：乳腺腫瘍病理アトラス.條原出版，1987より)

2. 乳腺癌的组织学分类

（1）非浸润性癌(noninvasive carcinoma)

　①非浸润性导管癌(noninvasive ductal carcinoma）

　②非浸润性小叶癌(lobular carcinoma in situ）

（2）浸润癌(invasive carcinoma）

　①浸润性导管癌(invasive ductal carcinoma）

　　a. 乳头状管状腺癌(papillotubular carcinoma）

　　b. 实性管状癌(solid-tubular carcinoma）

　　c. 硬癌(scirrhous carcinoma）

　②特殊型(special type）

　　a. 黏液癌(mucinous carcinoma）

　　b. 髓样癌(medullary carcinoma）

　　c. 浸润性小叶癌(invasive lobular carcinoma）

　　d. 腺样囊性癌(adenoid cystic carcinoma）

　　e. 鳞状细胞癌(squamous cell carcinoma）

　　f. 梭形细胞癌(spindle cell carcinoma）

　　g. 大汗腺样癌(apocrine carcinoma）

　　h. 伴有骨、软骨化生的癌〔carcinoma with cartilaginous and(or) osseous metaplasia 〕

　　i. 导管癌（小管癌，高分化腺癌）（tubular carcinoma）

　　j. 分泌癌（幼年性癌）〔secretory carcinoma（juvenile carcinoma）〕

　　k. 其他（others）

（3）乳头Paget病（Paget＇s disease）

臨床・病理　乳腺取扱い規約　第15版. 2004 より

二、乳头状管状腺癌 （papillotubular carcinoma）

1. 乳头状管状腺癌的临床特征

（1）扩展方式以导管内扩展为主。

（2）肿瘤特征为乳头状增殖及管腔形成的癌，组织形态多种多样。

（3）乳头管状、乳头状、粉刺状、筛状等结构或单一或混合存在，有时同时伴有实性增殖。

（4）粉刺样癌也将在这一章节中描述。

（5）浸润灶非常小的病灶称为微小浸润癌。

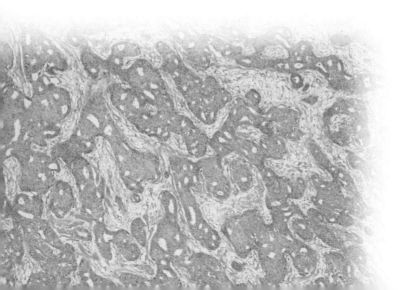

2. 乳头状管状腺癌的声像图

（1）表现为边缘粗糙、形状不规则的肿瘤，经常可见到钙化灶。

（2）粉刺样癌多表现为扁平的不规则低回声肿瘤，大多数伴有钙化灶。

（3）微小浸润癌的声像图表现与非浸润性导管癌相同。

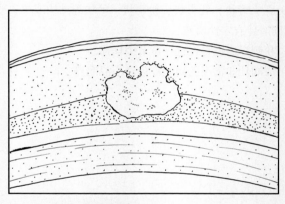

乳头状导管腺癌的典型图像

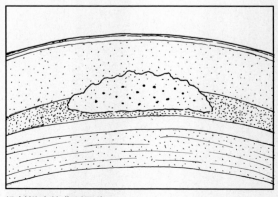

粉刺样癌的典型图像

◆ 乳头状管状腺癌

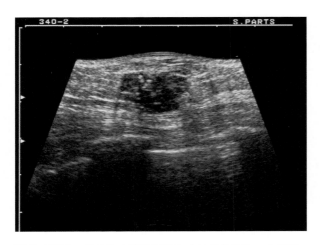

形状不规则，从乳腺向脂肪组织突出的大的肿物。内部可见点状强回声，为微小的钙化灶。后方回声轻微增强

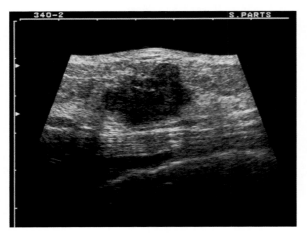

形状不规则，边缘粗糙。后方回声不变。可见乳腺的前方境界线部分中断

◆ 乳头状管状腺癌

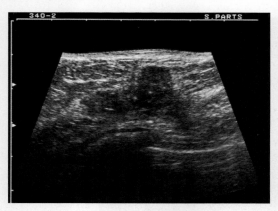

肿瘤整体呈扁平状，其中较大部分向皮肤侧突出。边缘部分可见强回声，怀疑有脂肪浸润

◆ 小的乳头状管状腺癌

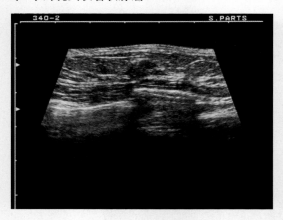

图中难以判断前方境界线是否中断，从肿瘤形态不规则，高度怀疑为乳腺癌。从形状、后方回声及内部回声判断为乳头状管状腺癌。病理组织图像证实肿瘤前方境界完整

◆ 乳头状管状腺癌（粉刺样癌）

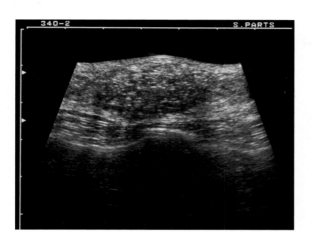

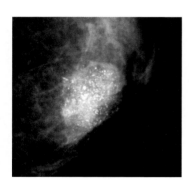

粉刺样癌的典型图像为扁平的不规则形低回声肿瘤，多数肿瘤可见强回声钙化灶。这些钙化灶的性状可在乳腺钼靶摄影中详细观察

◆ 乳头状管状腺癌（粉刺样癌）

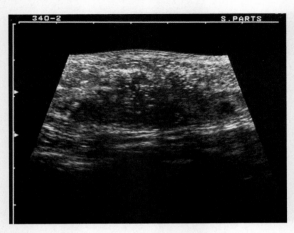

肿瘤表现为扁平的低回声图像，肿瘤前缘凹凸不平。本
例的组织学显示为微小浸润癌，在图像上与非浸润性导
管癌的粉刺样癌型鉴别困难

三、**实性管状腺癌**（solid-tubular carcinoma）

1. 实性管状腺癌的临床特征

（1）表现为实质性的肿瘤，对周边组织挤压性或膨胀性生长。

（2）病灶呈髓样或在腺腔不明显的小导管内实性生长。

（3）病灶周边有比较清晰的边界。

（4）中心部分可发生坏死及纤维化。

2. 实性管状腺癌的声像图

（1）多表现为边界清晰、边缘光滑的局限性肿瘤。

（2）肿瘤多为类圆形或者多角形，常常为不规则形。

（3）纵横比较纤维腺瘤要高。

（4）内部为极低回声。

（5）多数后方回声增强。

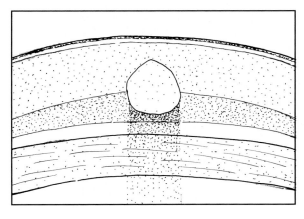

实性管状腺癌典型图像

◆ 实性管状腺癌

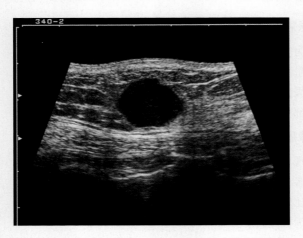

肿瘤为接近圆形的多角形，内部回声极低，反映组织成
分为致密的实性管状腺癌的组织构造

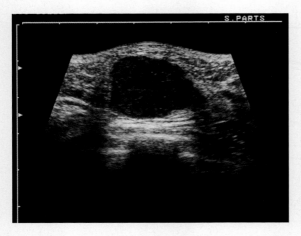

肿瘤向皮肤侧较大范围突出生长，内部回声水平极低，
后方回声增强

◆ 实性管状腺癌

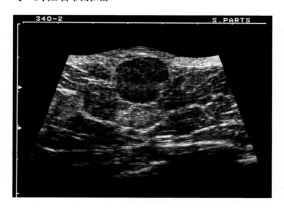

乳腺萎缩，脂肪组织层内可见肿瘤回声。形状为纵长形，内部回声极低，后方回声稍稍增强。与皮肤交界处未见浸润

◆ 小实性管状腺癌

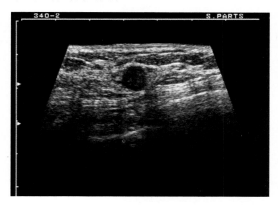

可见小的局限性肿瘤，纵长形，怀疑为实性管状腺癌。但是由于在乳腺组织内存在点状回声，不能完全否认浓缩囊肿的诊断。应超声引导下穿刺进行细胞学检查

◆ 较大实性管状腺癌

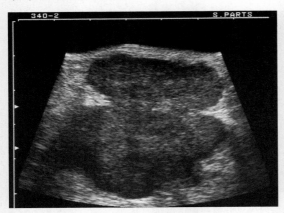

较大的局限性肿瘤必须与分叶状肿瘤鉴别，由于本例
为纵长的有角的形状，实性管状腺癌的诊断比较容易

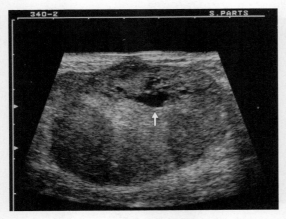

形状接近椭圆形，内部可见坏死灶形成的无回声区
（⇧）。从肿瘤的形状略呈角状，坏死部分的形状与
分叶状肿瘤的间隙不同等差别，可相互鉴别

◆ 表现为中间型肿瘤像的实性管状腺癌

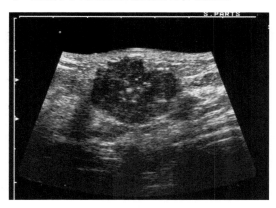

肿瘤的形状不规则加上边缘粗糙。诊断为乳头状管腺癌。在写本书整理病历时意外发现实性管状腺癌较多

◆ 容易与纤维腺瘤混淆的实性管状腺癌

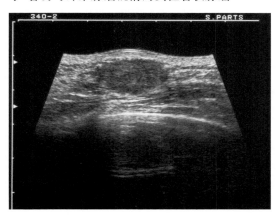

肿瘤呈扁平的椭圆形，内回声比较强，与纤维腺瘤鉴别比较困难。肿瘤的左边缘部粗糙，根据这一点可诊断为乳腺癌

四、硬癌（scirrhous carcinoma）

1. 硬癌的临床特征

（1）癌细胞的数量少，可见或小块状或条索状间质浸润，伴有间质纤维组织的增生。

（2）由于上述成分，可将其分为狭义的硬癌和广义的硬癌。

（3）狭义硬癌的导管内癌病灶非常少，可见高度的间质浸润。

（4）广义硬癌是乳头状管状腺癌或实性管状腺癌，间质弥漫性浸润的面积占大部分。

2. 硬癌的声像图

（1）边界不清晰，边缘粗糙，表现为常见的浸润型肿瘤。

（2）多表现为纵长的形状。

（3）多伴有后方回声衰减，衰减程度随肿瘤间质纤维组织量的多少而不同。

（4）肿瘤边缘部分多为强回声，强回声的宽度随脂肪浸润的程度不同而不同。

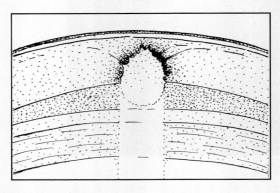

硬癌的典型图像

◆ 硬癌

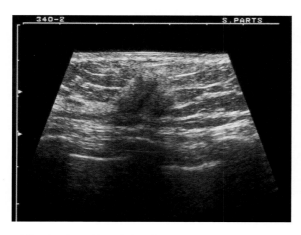

形状不规则，边缘不清晰，表现为一般的浸润型肿瘤图像。边缘部可见强回声，提示为脂肪浸润

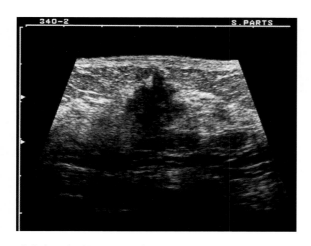

肿瘤表现为纵长的不规则形状。乳腺前方境界线部分中断，肿瘤生长至皮下，未见皮肤浸润，后方回声轻度衰减

◆ 硬癌

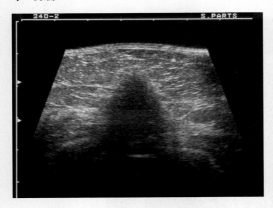

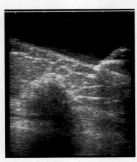

表现为前方尖形的浸润型肿瘤。本例肿瘤后方回声明显衰减，肿瘤的间质纤维组织含量较多。在进行超声引导下穿刺细胞学检查时，穿刺部位必须选择在细胞成分丰富的肿瘤边缘

◆ 硬癌

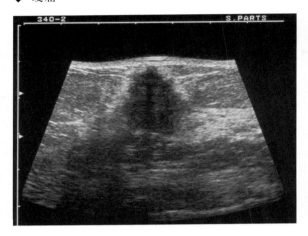

形状、边缘等与前面的病例相同，后方回声不变是最大的不同点，这意味着间质纤维组织成分较少。肿瘤的边缘表现为典型的硬癌，而肿瘤的中心部分为实性管状腺癌的组织学图像

◆ 硬癌

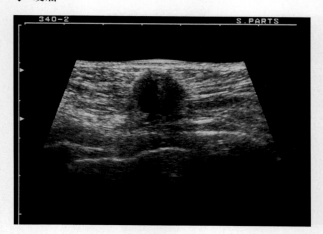

可见形状为类圆形，边缘粗糙，边缘部为强回声的肿瘤。后方回声轻度衰减

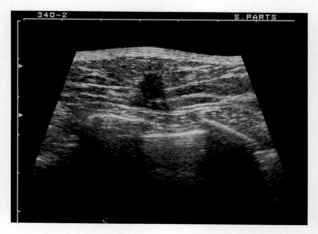

图像中肿瘤不足1 cm，因有脂肪浸润触诊时为2 cm的病例。由于触诊时的表现类似脂肪瘤样较软，被形容为假性脂肪瘤，是浸润癌特有的触诊表现

◆ 小硬癌

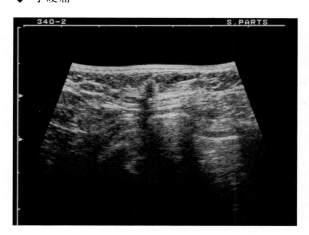

由于小硬癌有特征性表现，如果能发现肿瘤，容易做出定性诊断

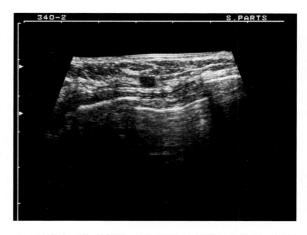

由于肿瘤表现为多角形，便可否定浓缩囊肿的诊断，怀疑为实性管状腺癌。观察小硬癌时意外地发现这样局限性肿瘤的情况并不少见

◆ 表现为中间型肿瘤图像的硬癌

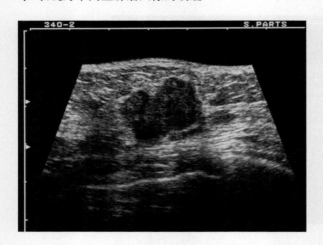

肿瘤形状不规则、后方回声无衰减是同时伴有乳头状管状腺癌的硬癌

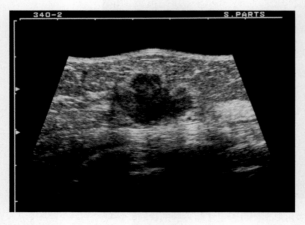

肿瘤形态不规则,诊断为乳头状管状腺癌的病例。组织学诊断为实性管状腺癌伴破溃的硬癌

五、黏液癌（mucinous carcinoma）

1. 黏液癌的临床特征

（1）是浸润癌的一种特殊类型，约占全部乳腺癌的3%。

（2）以产生黏液为特征，组织学表现为癌细胞排成小巢状，漂散于黏液中。

（3）与其他乳癌相比，淋巴结转移的机会较低，预后尚好。

（4）可触及肿瘤边界清晰的局限性球状结节。

（5）分为纯黏液型及混合型，混合型是指肿瘤中有浸润型导管癌形态的细胞存在。

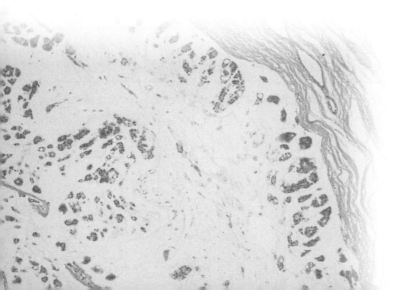

2. 黏液癌的声像图

（1）表现为边界清晰的局限性肿瘤。

（2）乳癌中黏液癌的内部回声水平有最高的倾向。

（3）小的黏液癌内部回声边界均匀，大的黏液癌内部回声不均匀。

（4）在实性肿瘤中后方回声增强的程度最强。

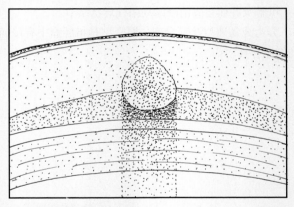

黏液癌的典型图像

　黏液癌在浸润癌中与良性肿瘤最难鉴别。虽然黏液癌不如囊性肿瘤的后方回声增强明显，但这一点有助于与黏液癌进行鉴别。

◆ **黏液癌**

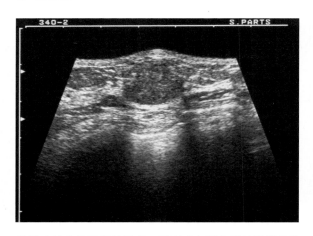

纵横比较高的局限性肿瘤。见到后方回声明显增强是黏液癌的典型图像

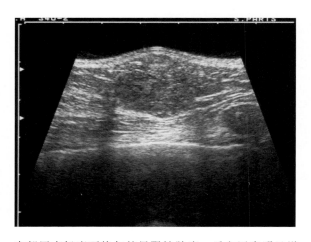

内部回声轻度不均匀的局限性肿瘤，后方回声明显增强。由于回声水平与脂肪组织基本相同，常会给人以肿瘤边缘不清晰的感觉

◆ 小黏液癌

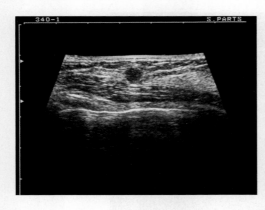

为纵长的局限性肿瘤。如果仔细观察肿瘤，其边缘粗糙可以排除浓缩囊肿的诊断。内部回声很低，怀疑为实性管状腺癌。由于细胞学检查对实性管状腺癌与黏液癌均有极高的诊断价值。因此，必要时应进行超声引导下穿刺抽吸细胞学检查

◆ 大黏液癌

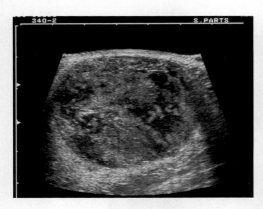

与纤维腺瘤和分叶状肿瘤相比，大黏液癌的纵横比较高，内部回声非常不均匀。强回声部分为黏液癌组织图中常见的图像，低回声部分为肿瘤坏死形成

◆ 易与纤维腺瘤混淆的黏液癌

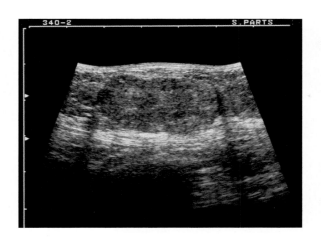

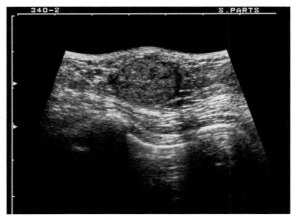

在最大切面表现为扁平的椭圆形，容易与纤维腺瘤和分叶状肿瘤混淆，但是与最大切面垂直的切面表现为纵长的肿瘤图像是典型的黏液癌声像图

◆ 黏液癌（囊肿融合型）

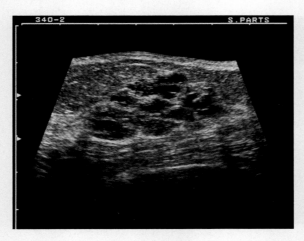

产生黏液活跃的黏液癌所表现的图像。超声怀疑为非浸润性导管癌

六、浸润性小叶癌（invasive lobular carcinoma）

1. 浸润性小叶癌的临床特征

（1）由小叶内导管上皮发生的肿瘤，与一般的导管癌有很大不同。

（2）与欧美地区乳癌的发病率（10%）相比，在日本，以往较低，仅为1%～2%，但近年来的发病率已明显增加，现已达到5%。

（3）癌细胞非常小，单行排列或弥散浸润在间质纤维组织中，间质纤维组织较多。

（4）癌细胞为实性的灶状排列，基本上不形成管状。

2. 浸润性小叶癌的声像图

（1）表现为与硬癌同样的浸润性肿瘤，比硬癌更扁平。

（2）与少见的硬癌相同，为纵横比高的肿瘤。

（3）扁平的肿瘤间质比较少时，与导管内进展型的肿瘤，也就是乳腺导管管状腺癌不易鉴别。

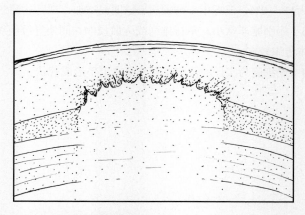

浸润性小叶癌的典型图像

● 扁平的浸润性肿瘤应该考虑到浸润性小叶癌，但其发病率要比硬癌低。纵长的浸润性肿瘤首先应怀疑硬癌。

● 超声诊断乳头管状腺癌，而穿刺抽吸细胞诊断怀疑硬癌时，有可能是浸润性小叶癌。

◆ 浸润性小叶癌

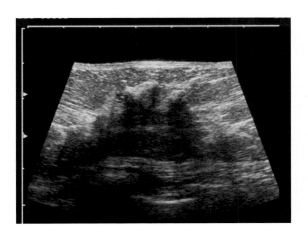

表现为较大的浸润性，有明显的脂肪浸润牵拉乳房悬韧带情况。出现这个图像时基本可以诊断是乳腺癌，但也要有纤维病的考虑（参照第72页）

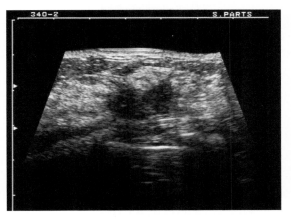

表现为形态不规则的浸润性肿瘤，肿瘤发生在乳腺的中央，后方回声轻度衰减

◆ 浸润性小叶癌

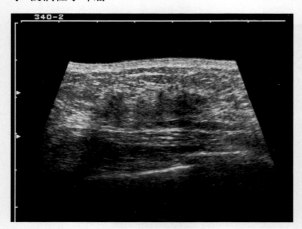

表现为扁平的浸润性肿瘤，后方回声不变，整体回声较淡。这种情况或为浸润性小叶癌，或为乳头管状腺癌，而不是诊断硬癌的图像

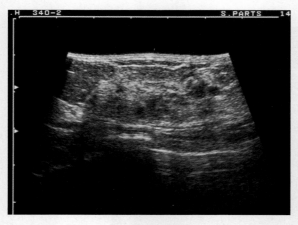

病变局限在乳腺内，也可被诊断为乳头管状腺癌或非浸润性导管癌。要注意这种类型的浸润性小叶癌可以在乳腺X线钼靶摄影时发现

七、非浸润性导管癌（noninvasive ductal carcinoma）

1. 非浸润性导管癌的临床特征

（1）ductal carcinoma in situ称为DCIS。

（2）癌细胞局限于导管内，未见癌细胞向间质浸润。

（3）当病灶完全切除时，理论上讲治愈率为100%。

（4）近年来随着影像诊断的不断进步，这种类型的肿瘤检出率也在不断提高。其检出率约占全部乳腺癌的10%。

（5）病理组织亚型有筛状型、粉刺样型、乳头型、低乳头型、实性型、平坦型等。

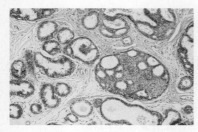

筛状型

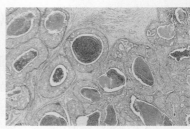

粉刺样型

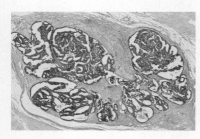

乳头型

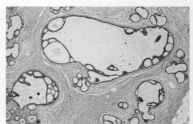

低乳头型

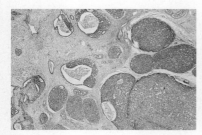

实性型

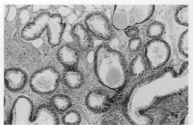

平坦型

2. 非浸润性导管癌的声像图

◆ **作者将非浸润性导管癌分为以下5种类型**

（1）扩张导管集合型：可见在局限的区域内集中着扩张的导管。

（2）扁平不规则低回声型：肿瘤局限在乳腺内，表现为扁平状不规则的低回声区。病理组织类型多为粉刺样型及筛状型。

（3）扩张导管内隆起型：是发生在从乳头起连续于扩张导管内的病变。大部分伴有乳头异常的分泌物。与导管内乳头状瘤的图像类似，两者常难鉴别。

（4）囊肿内肿瘤型：表现为囊肿内隆起型肿瘤。触诊及乳腺X线钼靶摄影可以发现局限性肿瘤，但不能判断肿瘤的性质。超声检查此型有明显的优势。

（5）实性肿瘤型：癌细胞充满多个扩张的导管间隙，形成集合在一起的肿瘤。虽然在组织学上见不到乳腺前方境界线的中断，但在超声图像上有时可见乳腺前方境界线不连续的情况，这时与浸润癌难以鉴别。

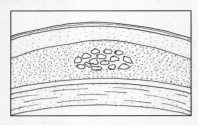

扩张导管集合型

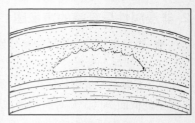

扁平不规则低回声型

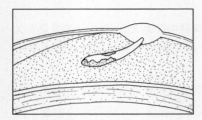

扩张导管内隆起型

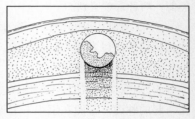

囊肿内肿瘤型

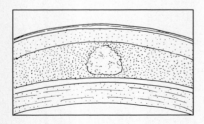

实性肿瘤型

3. 囊肿内肿瘤的良恶性鉴别

（1）在囊肿内肿瘤中，应对囊肿内乳头瘤与囊肿内癌做鉴别诊断。

（2）囊肿内乳头状瘤与囊肿内癌两者向囊内突起部的形状并不相同，前者呈类圆形，而后者呈不规则形且基底部较宽。

数据

	囊肿内乳头瘤	囊肿内癌
	27	2
	2	32

准确性=59/63=93.7%

日本癌症研究中心1991年1月至1993年12月病理组织学诊断的63例中，超声诊断结果为囊肿内乳头瘤29例，囊肿内癌34例。

囊肿内肿瘤突出形状呈类圆形的93.1%为乳头瘤。表现为基底宽广、不规则形的94.1%为癌

1994年

4. 5种类型的发生率

超声检查中5种类型的非浸润性导管癌，其发生率大体情况如下。

（1）扩张导管集合型5%。

（2）扁平不规则低回声型40%。

（3）扩张导管内隆起型10%。

（4）囊肿内肿瘤型15%。

（5）实性肿瘤型20%。

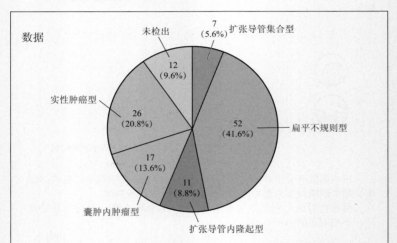

数据

- 未检出 12（9.6%）
- 7（5.6%）扩张导管集合型
- 52（41.6%）扁平不规则型
- 11（8.8%）扩张导管内隆起型
- 17（13.6%）囊肿内肿瘤型
- 26（20.8%）实性肿癌型

上图为日本癌症研究中心提供的1999年1月至2000年12月间的非浸润性导管癌的185例中，除去同时一侧多发、合并良性肿瘤、其他医院病理检查外共125例的5种类型发生率。另外，9.6%的病例因超声检查未发现病灶，在乳腺X线钼靶摄影时却发现钙化灶，而进行了组织学检查。

2001年

上面所列的发生率，随着乳腺X线钼靶摄影及超声检查的普及会发生变化。也就是说，乳腺X线钼靶摄影的普及会使超声未能显示肿瘤的发现率得以提高。此外，随着超声检查的普及也会提高扩张导管集合型和扁平不规则低回声型的检出率。

5. 超声普查中发现非浸润性导管癌

　　一般来说，虽然超声检查可发现非浸润性导管癌，但乳腺X线钼靶摄影对于有钙化灶的非浸润性导管癌检出是有价值的。

　　首先，由于导管内隆起型肿瘤几乎全部病例均有乳头异常分泌（ND）的症状，因此，普查时没有必要立即进行临床普通检查。囊肿内肿瘤型及实性肿瘤型在超声检查中容易被发现。如果经验丰富的话扁平不规则低回声型肿瘤也可以在超声检查中发现。扩张型导管集合型的诊断稍稍困难，理论上非浸润性导管癌约90%可以被发现。提高发现率的关键是要提高探头的频率。触诊不易发现的扁平不规则低回声型肿瘤超声检查也可以发现。

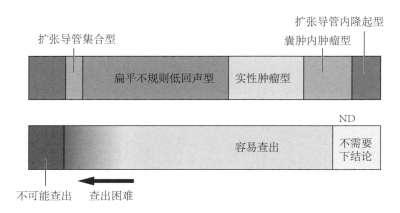

扩张导管内隆起型
扩张导管集合型
囊肿内肿瘤型
扁平不规则低回声型　实性肿瘤型

ND
容易查出　不需要下结论

不可能查出　查出困难

　　由于占全部乳癌约90%的浸润癌可以在超声检查中被查出，因此，从理论上讲超声可检出包括非浸润性导管癌在内的99%乳腺癌。

◆ **非浸润性导管癌（扩张导管集合型）**

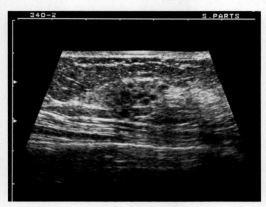

表现为约2 cm大小的局限的扩张导管集合图像。本类型肿瘤大多被认为是良性肿瘤，乳腺X线钼靶摄影未发现钙化灶时，最好进行穿刺抽吸细胞学检查

◆ **非浸润性导管癌（扁平不规则低回声型）**

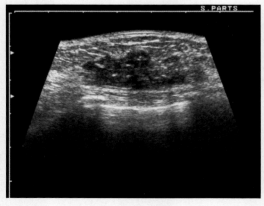

表现为扁平的不规则低回声图像。其内可见细小钙化灶所形成的强回声点。这个类型图像多见为粉刺型及筛状型

◆ 非浸润性导管癌（扁平不规则低回声型）

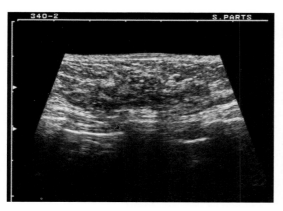

可见局限在乳腺组织内的扁平低回声图像。由于这个类型在非浸润性导管癌中最多见，若对这一类图像有充分认识，便会提高非浸润性导管癌的发现率

◆ 非浸润性导管癌（扩张导管内隆起型）

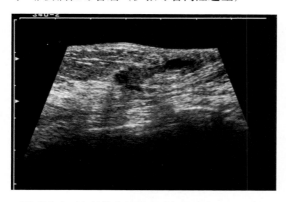

可见到乳头下方的扩张导管内隆起性病变。由于病变的形状不规则，大致可怀疑为乳腺癌。要与导管内乳头状瘤相鉴别也非常困难。此时应进一步做导管镜检查（参照第65页）

◆ 非浸润性导管癌（囊肿内肿瘤型）

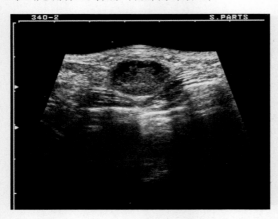

囊肿内的肿瘤表现为基底宽广的不规则形状，可诊断为乳癌。对于囊肿内肿瘤，超声检查较其他影像学检查方法更具优势

◆ 非浸润性导管癌（囊肿内肿瘤型）

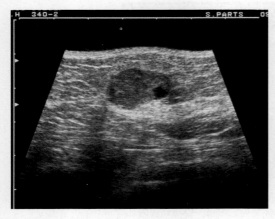

表现为实性肿瘤，其边缘部分可见液体成分回声，从这两种类型回声上可以诊断基底宽广的囊肿内肿瘤

◆ 非浸润性导管癌（囊肿内肿瘤型）

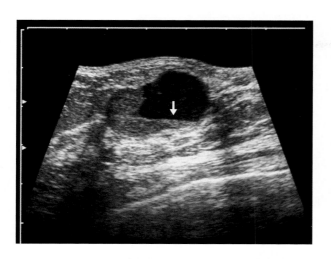

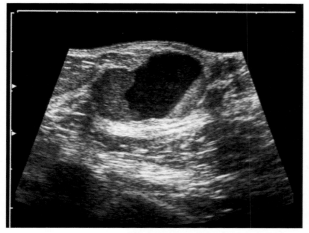

可见囊肿内沉淀物（⇩）。上图可见肿瘤形状为类圆形的乳头状瘤，若变换体位沉淀物随之移动，应诊断为基底宽广的乳腺癌

◆ 非浸润性导管癌（实性肿瘤型）

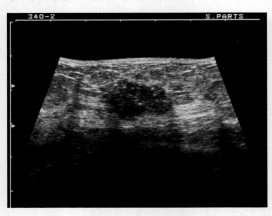

可见伴有脂肪浸润的肿瘤，是非浸润性导管癌。由于多个导管内肿瘤灶集合形成肿瘤，如果范围较广应视为扁平的不规则低回声类型

◆ 非浸润性导管癌（实性肿瘤型）

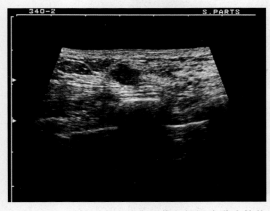

表现为不规则低回声的肿瘤图像。怀疑为乳头管状腺癌或实性管状腺癌。肿瘤局限在乳腺内时，也可与非浸润性导管癌相鉴别

八、炎性乳腺癌（inflammatory carcinoma）

1. 炎性乳腺癌的临床特征

（1）乳腺癌的一种类型，由于乳腺表现为大范围红肿等临床症状，所以将其命名为炎性乳腺癌。

（2）炎性乳腺癌的组织有多种类型，以硬癌最为多见，约80%。其次为浸润性小叶癌。

（3）作为组织学特征，大部分病例可见真皮内淋巴管癌栓。

（4）预后极差。

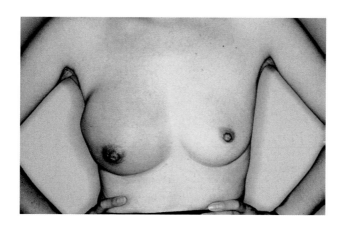

2.炎性乳腺癌的声像图

（1）以明显的皮肤增厚为特征。皮肤回声减低。

（2）肿瘤位置较深，伴有声影，多表现为不清晰的低回声图像。

（3）脂肪组织的回声水平上升，肿瘤与乳腺的分界不清。

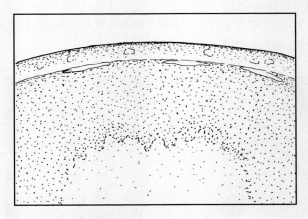

炎性乳腺癌的典型图像

◆　炎性乳腺癌

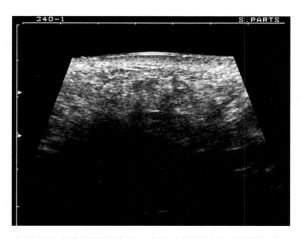

有明显的皮肤增厚的特征。病灶为深部较大的浸润性肿瘤，脂肪组织失去正常结构

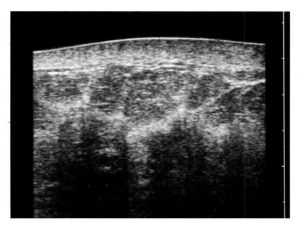

最重要的是将炎性乳腺癌与临床上的乳腺炎相鉴别。是由于乳腺炎也有皮肤的增厚，超声检查时要注意有无深部浸润性肿瘤

九、男性乳腺癌

1. 男性乳腺癌的临床特征

（1）在全乳腺癌中，男性乳腺癌不到1%。

（2）发病平均年龄比女性高10～15岁。

（3）肿瘤大部分发生在乳晕的下方，这是由于男性乳晕下方只有瘢痕样组织而没有乳腺其他组织。

（4）男性乳腺癌虽有各种组织学类型，但由于男性乳腺缺少腺小叶，所以小叶癌极少见。

（5）肿瘤容易被发现，由于乳腺组织少，肿瘤早期即可发生局部浸润。

2. 男性乳腺癌的声像图

（1）表现为与女性乳腺癌相同的肿瘤图像。

（2）在大部分病例中，病变与皮肤及胸大肌接近，检查时要仔细观察有无浸润。

男性乳房的疾病基本上就是女性化乳房及乳腺癌。所以，除了女性化乳房的典型图像以外，都要怀疑乳腺癌。

◆ **男性乳腺癌**

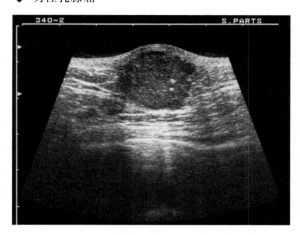

表现为纵横比较高的局限性肿瘤。用女性乳腺癌相同的
诊断标准容易对男性乳腺癌做出诊断

◆ **男性乳腺癌**

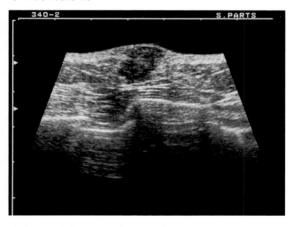

肿瘤浸润皮肤，整个乳头被肿瘤浸润。由于男性乳房极
薄，许多病例早期皮肤就出现浸润

◆ 男性乳腺癌

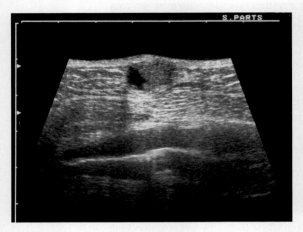

本例表现为基底宽广的肿瘤，诊断为乳腺癌。即使显示
为囊肿内乳头状瘤的图像，在男性也应怀疑为乳腺癌

十、乳腺癌的其他表现

1. 导管内扩散

（1）虽然乳腺癌多向乳头侧的导管内扩散，但肿瘤会向周围其他方向的导管扩散，扫查时仍不能忽视。

（2）见到导管内扩散的病灶回声时，从理论上说很难发现首先扩张的导管。因此，应考虑到实际的扩散范围要比超声扫查得到的扩张范围要大，只有这样的想法才是安全的。

2. 皮肤浸润

（1）必要时应鉴别肿瘤只是与皮肤接触，还是已有皮肤浸润。

（2）发生肿瘤浸润时，可观察到真皮的线状回声消失，肿瘤侵入皮肤。多数皮肤的回声水平减低。

3. 胸大肌浸润

（1）可见筋膜的回声消失，肿瘤侵入胸大肌。

（2）由于后方回声衰减，不易显示出肿瘤，这时用手握住肿瘤可观察到肿瘤与胸大肌之间的可动性。

4. 乳房悬韧带突起的图像

（1）在乳癌的超声图像中有时可见乳房悬韧带连续地突起。

（2）成因有以下3点。

　　① 乳癌沿着乳房悬韧带的间质浸润。

　　② 乳房悬韧带内的导管内肿瘤灶。

　　③ 乳房悬韧带内的淋巴管。

（3）硬癌、浸润性小叶癌间质浸润最多。

（4）如果见有非浸润性导管癌应视为导管内肿瘤灶。

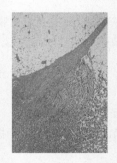 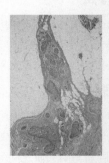

沿乳房悬韧带的间质浸润　　　　乳房悬韧带内的导管内肿瘤灶

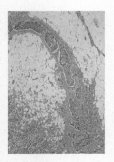

乳房悬韧带内的淋巴管

◆　导管内扩散

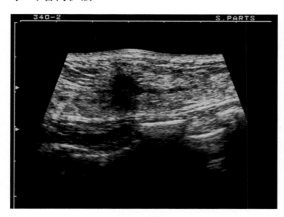

浸润性肿瘤致使乳头侧导管扩张的图像。可见到导管内有回声，怀疑导管内扩散。由于超声检查可清楚地显示出导管，这时应考虑到肿瘤已经侵入到导管近端

◆　未见导管内扩散的导管扩张

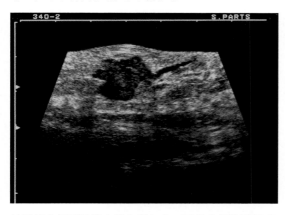

从导管中间型肿瘤向乳头侧扫查，可见内部为无回声的扩张导管，但是在病理组织学图中却未见肿瘤在导管内扩散

◆ 皮肤浸润

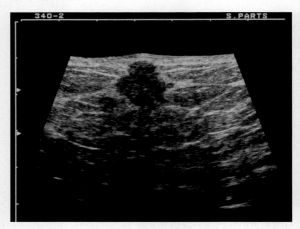

图中为形状不规则的浸润性肿瘤。可见肿瘤的前面已侵及皮肤层。同时也见到乳房悬韧带受到浸润

◆ 皮肤浸润

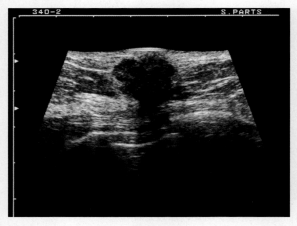

肿瘤侵入皮内，可见皮肤轻度增厚。 与肿瘤向上单纯挤压皮肤的图像明显不同

◆ 胸大肌浸润

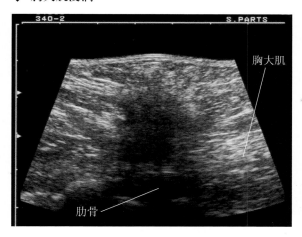

肿瘤从胸大肌浅层大范围地侵及其深部，几乎到达肋骨附近。由于肿瘤后方回声衰减，胸大肌浸润不易清晰显示，应十分仔细地检查

◆ 对胸大肌浸润的评价

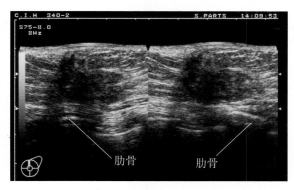

胸大肌浸润的判断。握住肿瘤并观察肿瘤的可动性，由此可判断胸大肌受浸润的程度。在两幅图像中可显示肿瘤与肋骨的位置关系不同

◆ 向乳房悬韧带突起的图像

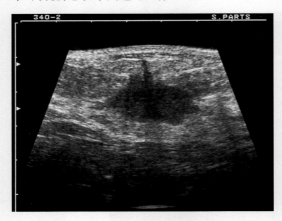

可见肿瘤向前面突起图像。在与浅筋膜浅层连续处，可见乳房悬韧带

◆ 向乳房悬韧带突起的图像

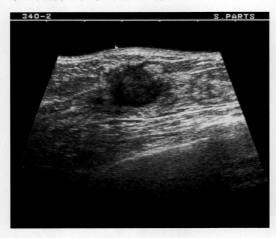

可见从肿瘤沿乳房悬韧带延伸的低回声图像。本例为结缔组织的增生

十一、恶性淋巴瘤（malignant lymphoma）

1. 恶性淋巴瘤的临床特征

（1）乳腺原发的淋巴瘤几乎全部是非霍奇金淋巴瘤，大部分为B细胞型淋巴瘤。

（2）肿瘤细胞在原有的导管结构之间包围增殖。

（3）以中、老年女性多发。

（4）肿瘤比较局限，与乳癌相比比较柔软。肿瘤的剖面为均匀的实性，呈灰白色或淡黄白色。

2. 恶性淋巴瘤的声像图

（1）表现为回声水平非常低的局限性肿瘤。

（2）形状多为类圆形，肿瘤较大时可呈分叶状。

（3）肿瘤细胞致密且透声性好，后方回声增强。

（4）上述表现，有时与实性管状腺癌、囊肿不易鉴别。

◆ 恶性淋巴瘤

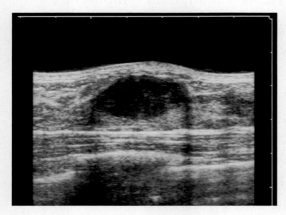

内部回声水平极低，后方回声增强是恶性淋巴瘤的典型图像。如果仔细观察边缘部分可以与囊肿相鉴别

◆ 恶性淋巴瘤

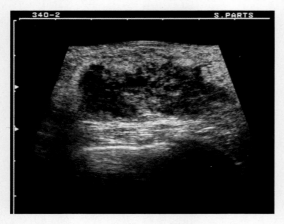

整个乳腺被肿瘤所占据，后方回声增强与实性管状腺癌的形状有很大不同。如果想到有可能是乳腺恶性淋巴瘤便可鉴别诊断

第5章

淋巴结的超声检查

5

Chapter

一、乳腺所属淋巴结的分类

1. 乳腺所属淋巴结的名称

（1）腋窝淋巴结。

Ⅰ类：胸小肌外侧缘的外侧。

Ⅱ类：胸小肌背侧及胸大肌之间（Rotter 淋巴结）。

Ⅲ类：胸小肌内侧缘的内侧。

（2）锁骨下淋巴结：最上部的锁骨下淋巴结（Halsted 淋巴结）。

（3）胸骨旁淋巴结。

（4）锁骨上淋巴结。

● 腋窝Ⅲ类淋巴结以往被列为锁骨下淋巴结。在日本自《乳腺癌诊疗常规》第15版（2004）面世后，被归类为腋窝淋巴结。

● 按照新分类法，锁骨下淋巴结是指最上部锁骨下淋巴结。这组淋巴结在超声扫查中不易显示。

2. 乳腺所属淋巴结的分类

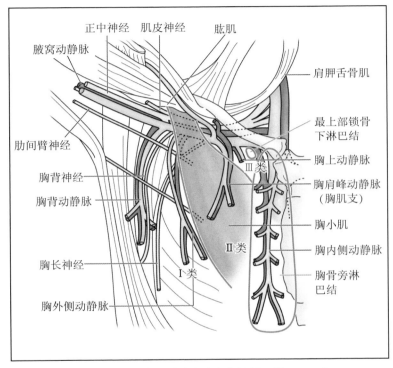

（引自：日本·临床病理 乳腺癌诊疗常规.第15版， 2004）

二、乳腺所属淋巴结的检查方法

1. 乳腺所属淋巴结的检查

超声检查包括腋窝Ⅰ类、Ⅱ类、Ⅲ类，胸骨旁，锁骨上淋巴结。

2. 腋窝淋巴结

（1）Ⅰ类的检查：患者将双腕交叉置于头上，探头放在腋窝处便可检查淋巴结。

（2）Ⅱ、Ⅲ类的检查：检查体位，将两臂分开，手放松置于腰部。在锁骨下横扫时可显示出胸小肌。然后探头向头侧移动可显示出腋静脉，再向头侧倾斜可显示出腋动脉及分出的胸肩峰动脉分叉处。边考虑解剖结构边扫查，在胸小肌的背侧与胸大肌之间显示的淋巴结为Ⅱ类。胸小肌的内侧与胸肩峰动脉根部显示的淋巴结为Ⅲ类。

（3）之后可取相同部位进行纵向扫查。

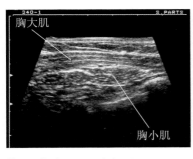

横切面扫查（显示胸小肌）

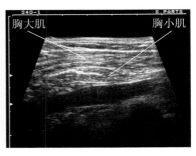

横切面扫查（显示腋静脉）

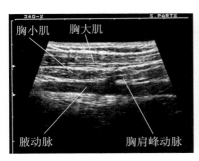

横切面扫查（显示腋动脉）

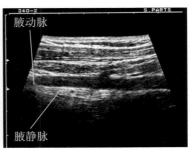

纵切面扫查

3. 胸骨旁淋巴结

（1）进行肋间的横切扫查及胸骨旁的纵向扫查。

（2）横切扫查时可显示胸内侧静脉、胸内侧动脉的横切面。

（3）肋间筋膜与胸膜之间的间隙称为乳房区（internal mammary area），在此处可扫查到淋巴结。淋巴结总会位于胸内静脉的内侧、胸内静脉与胸内动脉之间及胸内动脉的外侧的某处。

（4）纵扫时清晰显示低回声区是胸内静脉与胸内动脉。扫查淋巴结的位置由此稍稍移动即可。

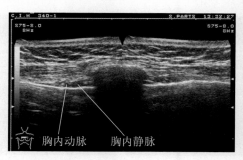

横切面扫查

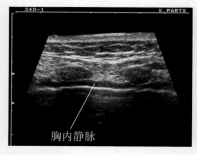

纵断面扫查

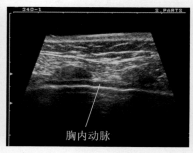

纵断面扫查

4. 锁骨上淋巴结

（1）锁骨上淋巴结检查的方法是探头完全置于锁骨上，覆盖死角。

（2）最好使用窄幅的探头。

◆　正常淋巴结（Ⅰ类）

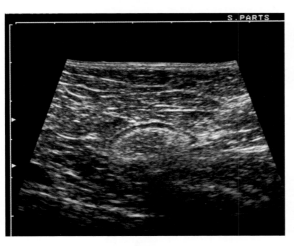

表现为扁平的椭圆形，中心部为强回声。尽管淋巴结较大但低回声区域较窄，可考虑为良性

◆ 正常淋巴结(Ⅱ类)

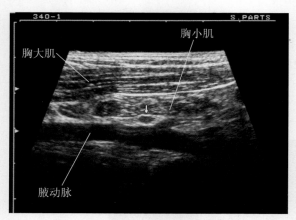

通常，Ⅱ类的淋巴结几乎显示不出来。以作者的经验，所能显示的正常淋巴结厚度均在2 mm以内

◆ Ⅰ类淋巴结转移

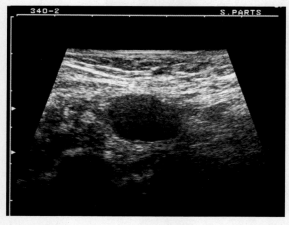

表现为椭圆形低回声，内部未见强回声。比正常淋巴结容易显示

◆ I类淋巴结转移

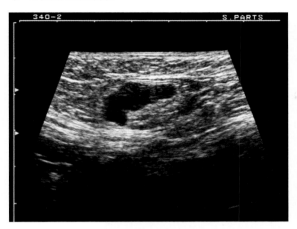

如果低回声部分有不同程度的增厚就应考虑为转移淋巴结，不能单纯用数字表示。整个淋巴结给人以低回声的感觉。本例怀疑为淋巴结转移

◆ II类淋巴结转移

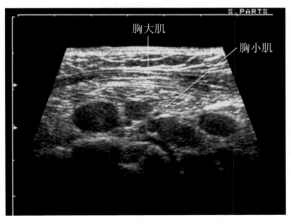

胸小肌的背侧可见4个淋巴结，表现为椭圆形、低回声

◆ Rotter淋巴结转移

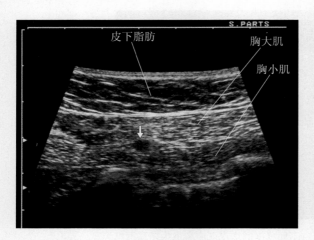

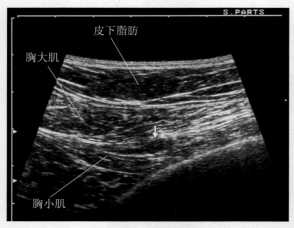

胸大肌与胸小肌之间可见肿大的淋巴结

◆　Ⅲ类淋巴结转移

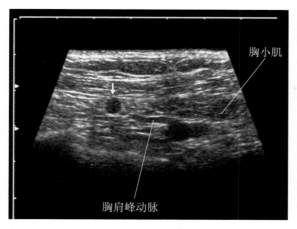

胸小肌

胸肩峰动脉

在胸小肌内侧可见纵长形淋巴结（⇩）。怀疑这个明显的
较小的淋巴结为转移淋巴结

◆ 胸骨旁淋巴结转移

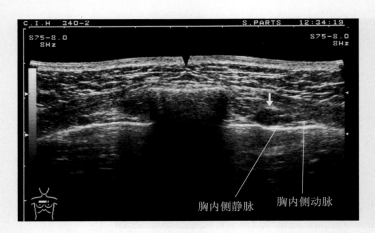

胸内侧静脉　　　胸内侧动脉

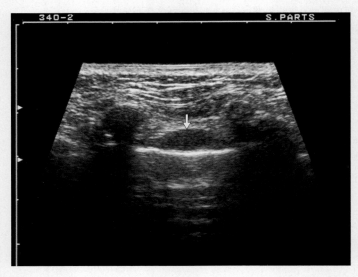

横切面扫查时肿大的淋巴结（⇓）可在胸内侧静脉内侧的位置清晰显示

◆ 容易与胸骨旁淋巴结转移相混淆的正常图像

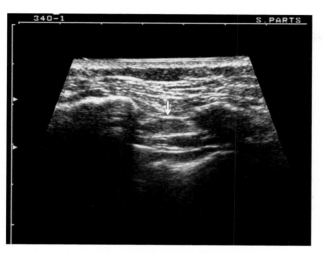

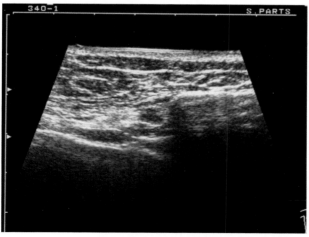

肋间可见椭圆形低回声图像（⇩），这种情况有时会被认为是
肿大的淋巴结，通常淋巴结的位置比较表浅，因此，应考虑为
肋间肌的变异

◆ 容易与胸骨旁淋巴结转移相混淆的正常图像

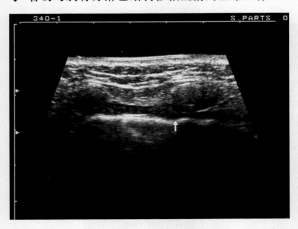

在胸内侧静脉肋骨附近的头侧，经常可见较粗的纺锤状结构，要注意这种情况不要与淋巴结混淆

◆ 锁骨上淋巴结转移

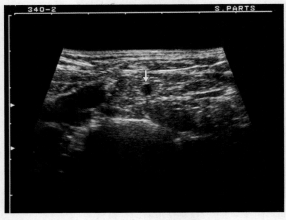

可见纵长的低回声图像（⇩），应诊断为锁骨上淋巴结转移

第6章

超声引导下
穿刺抽吸细胞学检查

一、适应证

超声引导下穿刺抽吸细胞学诊断的适应证

（1）触诊没有发现的病变。

（2）触诊发现边界不清晰的病变。

（3）虽然触诊发现肿瘤，但需要在肿瘤特定部位进行穿刺检查时。例如，囊肿内肿瘤的某些部分，硬癌的肿瘤边缘部分。

（4）触诊下穿刺时没能采集到细胞的病例。

● 近年来由于设备的进步已不再使用单纯触诊下穿刺的检查方法，现在凡需要穿刺取样几乎全部都采用超声引导的方法了。

● 超声引导下穿刺抽吸细胞学检查也只是检查的一种方法，它并不是完全有效的，即必要时，还须切取活体组织等方法进行检查。

二、术前准备

超声引导下穿刺抽吸细胞学检查的准备

（1）穿刺用品

　　　①穿刺用附属器；

　　　②穿刺针；

　　　③可伸缩软管；

　　　④注射器；

　　　⑤抽吸枪；

　　　⑥显微镜载玻片；

　　　⑦95%乙醇固定液；

　　　⑧生理盐水；

　　　⑨与患者进行交流

（2）穿刺准备注意事项

　　　①探头上安装的穿刺用附属器使用起来非常方便，在市场上可以买到。

　　　②穿刺针必须要有足够的长度通过附加器，一般使用22G×70 mm的穿刺针。

　　　③由于伸缩软管在抽吸时容易损坏，最好使用耐压软管。

　　　④多使用20 ml的注射器。

　　　⑤抽吸枪，作者使用的是"千叶大学第一外科式枪"。

　　　在显微镜载玻片上书写患者标本信息时，若采取常用的HB软质铅笔其碳素颗粒可能会误落入标本中，这样会造成人为假象。所以要使用5H以上的硬质铅笔。

穿刺用品

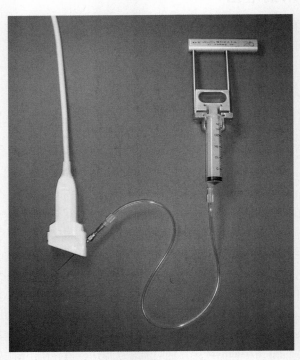

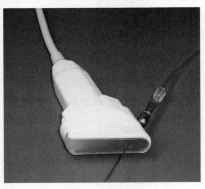

三、穿刺步骤

1. 术者的分工

（1）由于同时要进行图像扫查、穿刺、抽吸、图像记录4项工作，因此必须有2人操作。

（2）表6-1中列出了由两位医师穿刺与抽吸的方法（A方式）和一位医师自己扫查和穿刺的方法（B方式）。

（3）A方式，是在检查室进行乳房超声介入、穿刺检查，穿刺的医师对于超声检查可以不是非常熟悉。这时必须使用穿刺附属器。

（4）B方式是超声介入检查与穿刺均由同一位医师去完成，所以要求穿刺医师本身必须熟练掌握超声波检查技术，这时可以不使用穿刺附属器。

（5）在门诊进行穿刺时可使用B方式。吸引和图像记录可以由护士或进修医师协助完成。

表6-1 超声波引导下穿刺抽吸细胞学检查的分工

选择方式	扫查者	穿刺者	抽吸者	记录者
A方式	技师	医师	医师	技师
B方式	医师	医师	技师	技师

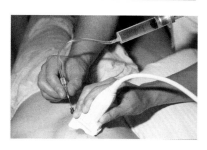

A方式

2. 穿刺步骤与标本处理

（1）为了方便操作，可用枕头固定患者体位。

（2）不需要局部麻醉。

（3）穿刺部位使用乙醇常规消毒。为避免耦合剂混入标本造成人为假象，穿刺时可不使用耦合剂。

（4）在穿刺过程中要实时观察穿刺针的行程，确认穿刺针到达病变内的穿刺目标并清晰地显示出穿刺针尖后才能转动穿刺针。

（5）穿刺针前后移动及转动可有效地采取细胞样本。

（6）拔针时应将注射器复原以解除负压。

（7）将穿刺得到的细胞涂在玻璃片上，在干燥前快速（2s 内）滴上固定液，但注意不要刮擦标本。

（8）细胞涂抹后如果针底部还残留有组织液时，应冲洗针腔，在载玻片上将底部的取材磕出。

（9）细胞涂抹后如果认为标本的量不够，可用生理盐水冲洗穿刺针腔，再将冲洗液中的取材用于制作检查标本。

若穿刺得到的标本不足以进行细胞检查，如标本量过少、仅为脂肪组织，或者多为血液等，应在患者出院前再进行一次穿刺。

◆　乳腺癌的穿刺

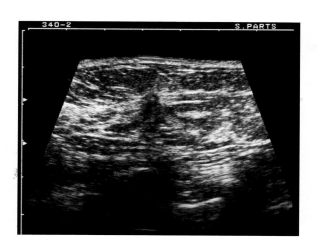

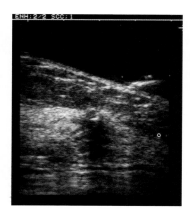

表现为浸润型肿瘤图像，怀疑为间质较多类型的恶性肿瘤，最好能在肿瘤的边缘部分做穿刺细胞学检查

◆ 囊肿内肿瘤的穿刺

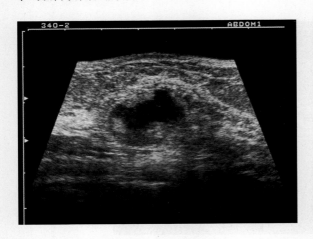

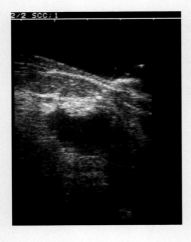

囊肿内肿瘤在触诊穿刺时，可能吸出的液体成分较多，而细胞量不足。超声引导下必须穿刺肿瘤的实质部分

◆ 浓缩囊肿的穿刺

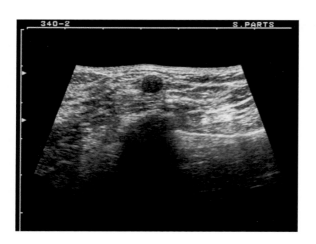

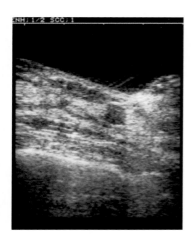

超声引导下穿刺抽吸细胞学检查的作用，除了明确诊断乳腺癌以外，有时对浓缩囊肿也可以做出早期诊断